北京大学预防医学核心教材

普通高等教育本科规划教材

供公共卫生与预防医学类及相关专业用

社 会 医 学 教 程

主　编　刘晓云

副主编　简伟研

编　　委　（按姓名汉语拼音排序）
　　　　　简伟研（北京大学）
　　　　　李顺平（山东大学）
　　　　　刘晓云（北京大学）
　　　　　严　非（复旦大学）
　　　　　袁蓓蓓（北京大学）

北京大学医学出版社

SHEHUI YIXUE JIAOCHENG

图书在版编目（CIP）数据

社会医学教程 / 刘晓云主编 . —北京：北京大学
医学出版社，2022. 1
ISBN 978-7-5659-2530-6

Ⅰ . ①社⋯　 Ⅱ . ①刘⋯　 Ⅲ . ①社会医学 - 高等学校 -
教材　 Ⅳ . ① R1

中国版本图书馆 CIP 数据核字（2021）第 256023 号

社会医学教程

主　　编：刘晓云
出版发行：北京大学医学出版社
地　　址：（100191）北京市海淀区学院路 38 号　北京大学医学部院内
电　　话：发行部 010-82802230；图书邮购 010-82802495
网　　址：http://www.pumpress.com.cn
E - m a i l：booksale@bjmu.edu.cn
印　　刷：北京溢漾印刷有限公司
经　　销：新华书店
责任编辑：郭　颖　　责任校对：靳新强　　责任印制：李　啸
开　　本：850 mm×1168 mm　1/16　 印张：9.5　 字数：270 千字
版　　次：2022 年 1 月第 1 版　2022 年 1 月第 1 次印刷
书　　号：ISBN 978-7-5659-2530-6
定　　价：25.00 元

前言

随着社会经济的发展及国家对卫生健康事业的高度重视，近年来社会医学学科得到了快速发展。在应对慢性病、突发传染病等疾病负担的过程中，人们越来越充分地认识到，决定健康的因素不仅包括良好的医疗服务和物质生活条件，还包括生活行为方式和心理因素、个人的社会经济地位乃至宏观的社会经济政策等。同样，解决社会卫生健康问题不仅要依靠生物医疗技术的发展，更要分析健康问题"原因背后的原因"，从全社会的角度，采用群防群控、联防联控的政策思路，才能有效地防控疾病，改善人民健康。这也是社会医学学科的核心任务。

北京大学公共卫生学院在长期的社会医学教学和科研实践中，逐渐形成了具有鲜明特点的社会医学教学体系。该体系包括三大系列：一是以社会卫生状况、健康社会决定因素以及社会卫生策略为主线的经典社会医学内容；二是以定量研究和定性研究为重点的社会医学研究方法系列；三是以学生为主体，利用前两个系列中学习的研究方法和社会医学相关主题，开展项目式学习（problem-based learning，PBL）。

本书在继承传统社会医学教材主要内容的基础上，保持了社会医学教学体系三大系列的特色，同时根据国际和国内卫生健康事业的发展变化，在健康中国策略和可持续发展目标、健康社会决定因素、社会医学研究方法、社区健康等领域进行了更新和完善。具体包括，在社会因素与健康关系中，以世界卫生组织提出的健康社会决定因素理论作为主要框架；在社会卫生策略部分增加了可持续发展目标和"健康中国2030"规划的主要内容，强调了全民健康覆盖、健康融入所有政策等一系列国际国内在社会医学和卫生政策领域的新进展；在研究方法部分强调了定性研究方法和文献回顾等内容，同时在生命质量评价部分增加了近年来的最新研究进展。

全书共分为四个部分：第一部分是社会医学的概论，介绍社会医学的概念和主要研究内容，医学模式和健康观；第二部分是社会医学的主要研究内容，包括社会卫生状况的测量、健康社会决定因素和社会卫生策略三个方面；第三部分是社会医学的研究方法，包括定量和定性研究的常用方法，以及生命质量评价方法；最后一部分是社会医学的相关专题，包括社区健康系统、特殊群体的社会卫生问题和社会病。

本教程为北京大学医学出版基金资助项目，编者以北京大学公共卫生学院和中国卫生发展研究中心的教授为主体，同时邀请了国内兄弟院校中在社会医学领域学有专长的教授共同参与编写。复旦大学的严非教授编写了社会卫生状况一章，山东大学的李顺平教授编写了生命质量评价一章。在本教程出版之际，向关心、支持并付出辛勤劳动的各位教授们表示衷心感谢。

随着社会经济和卫生健康事业的发展，不断有新的证据、新的观点、新的理论补充到社会医学的学科体系中。由于编者的学识水平所限，本教程难免存在疏漏之处，希望学界同仁和读者能不吝指正。

刘晓云

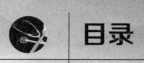

目录

第一章 | 绪 论

第一节 社会医学的概念、内容和任务

一、社会医学的概念与性质

社会医学（social medicine）是医学与社会科学的一门交叉学科，研究社会因素与健康及疾病之间的相互作用及其规律，制定相应的社会卫生策略，旨在提高生命质量，充分发挥健康的社会功能，提升人群健康水平。

医学研究的对象是具有自然属性和社会属性的人。社会属性是人类的本质特征。人的社会属性深刻影响着人类对健康和疾病的认知，疾病的发生、发展和转归，以及预防、治疗和保健的方法和效果。人类的健康和疾病状态不仅仅是自然现象，更是社会现象，受到社会政治、经济、文化、环境、保障制度、行为生活方式以及医疗卫生服务等诸多因素的影响。

随着社会经济的发展和现代科学技术的进步，现代科学发展呈现高度分化和高度综合的特点。一方面，随着科学研究的发展和创新，近代医学的许多经典学科不断分化，产生了许多分支学科；另一方面，为了解决科学发展中出现的新问题，需要多学科的理论和方法的交叉与融合。社会医学正是医学与社会科学的交叉学科。社会医学的知识基础主要有两个方面：一方面是医学科学，包括基础医学、临床医学、公共卫生与预防医学等；另一方面是社会科学，包括社会学、政治学、管理学、经济学和伦理学等。社会医学主要研究人群的健康和疾病现象，研究社会因素对人群健康的影响，探讨提高人群健康水平的社会策略。目前，在医学学科分类中，社会医学属于医学的一个分支，归属于公共卫生与预防医学。从医学思维和观念的角度，社会医学具有方法学的特点。

二、健康的概念

社会医学研究的重点是人的健康，因此首先要对健康的概念有清晰的理解。世界卫生组织（World Health Organization，WHO）认为："健康不仅仅是没有疾病或身体虚弱，而是身体、心理和社会三方面的完好状态。"

WHO 对健康的定义显示了一种积极的健康观，它包括三个层次的健康：

1. 身体健康 指身体的结构完好和功能正常。身体健康具有相对性，人体不断地通过各种机制调节各器官和组织的功能，以适应环境中不断变化的各种不利因素，与之保持平衡。

2. 心理健康 又称精神健康，指人的心理处于完好状态，包括正确认识自我、正确认识环境和及时适应环境。正确认识自我是指既不高估自己，也不低估自己。正确认识环境是指个体要对过去的、现在的和将要发生的事情有客观的认识。及时适应环境是指将自己的心理与环

境相协调和平衡的过程，要求人们主动控制自我，改造与适应环境。

3. 社会适应能力　包括三个方面：①每个人的能力应在社会系统中得到充分发挥；②作为健康的个体，应有效扮演与其身份相适应的角色；③每个人的行为与社会规范相一致。

健康是个体和社会行使其功能的必要前提。当健康状况良好时，人们可以参加各种类型的活动，行使自己的社会职能；反之，当生病或受伤时，日常生活和社会活动就要受到限制。

健康和疾病之间并不存在一个截然的分界线。医学上之所以把患者和健康人截然分开，是受到传统医学模式的影响。而社会医学认为，健康与疾病状态是一个连续的变化过程，健康是身体、心理和社会三方面的完好状态，没有疾病只是健康的一部分，不能算是完全的健康。

三、社会医学的研究内容

社会医学的研究内容包括三个方面。

（一）社会卫生状况

社会医学以群体为研究对象，应用统计学、流行病学及社会学的调查方法和大数据资源，研究人群的健康状况，找出主要的健康问题，发现健康高危人群和弱势人群，从而确定防治工作的重点，也就是进行"社会医学诊断"。

（二）影响健康的因素

在明确社会卫生问题的基础上，进行社会医学病因学分析。主要运用描述、比较、分析，以及社会科学的理论和方法，研究社会制度、经济状况、环境条件、文化、人口、心理、行为、医疗卫生服务等社会因素对人群健康的影响，发现社会卫生问题的主要原因，为制定社会卫生策略提供科学依据。

（三）社会卫生策略与措施

社会医学研究的目的不仅是发现社会卫生问题和分析产生问题的原因，更主要的是针对这些影响因素，提出改善社会卫生状况、提高人群健康的社会卫生策略和措施，即提出社会医学"处方"。社会卫生策略的重点不是医疗卫生技术措施，而是从社会角度提出的策略，包括卫生发展的目标和重点、社会卫生资源的配置和使用、科学组织医疗卫生服务以及保护人群健康的经济、法律和教育等措施。

社会医学的研究对象和研究内容随着社会经济发展和各国的具体国情不同而有所差异。历史上，医疗卫生事业发展经历了三次卫生革命，不同时期的研究对象和重点不同，目标和任务也不同。第一次卫生革命以传染病、寄生虫病和地方病为主要防治对象。社会卫生策略主要通过制定国家卫生措施和环境卫生措施，提供有效的疫苗和生物制品，推广免疫接种计划，开展消毒、杀虫、灭鼠计划等。通过采取综合卫生措施，急慢性传染病的发病率和病死率出现大幅度下降，平均期望寿命显著延长。第二次卫生革命以慢性非传染性疾病为主攻目标，主要包括心血管疾病、恶性肿瘤、糖尿病、精神疾病和意外伤害等。通过发展早期诊断技术，提倡三级预防，及时发现、早期治疗，特别是控制与疾病发生发展密切相关的危险因素，提倡健康的行为生活方式，戒烟、限酒，提倡合理膳食和体育锻炼，大力加强各种健康促进和健康教育计划，推行综合性社会干预措施等。第三次卫生革命以提高生命质量，促进全人类健康长寿，实现 WHO 倡导的"人人享有卫生保健"为目标。社会卫生策略主要包括与贫困做斗争，在所有的环境中促进健康，部门间协调，实现卫生系统可持续发展等。

值得一提的是，三次卫生革命从时间上并不是截然分开的。在第二次和第三次卫生革命的同时，新发、突发传染病依然经常威胁着人类的健康。在第三次卫生革命的同时，慢性非传染性疾病的负担仍然持续增加。

四、社会医学的任务

社会医学的基本任务可以概括为：通过社会卫生调查，掌握社会卫生状况及人群健康状况；发现主要社会卫生问题及其影响因素，提出改善社会卫生状况的社会卫生策略与措施；为卫生事业改革与发展提供科学依据，包括为政府管理和决策部门制定卫生方针政策，确定卫生工作重点，合理配置卫生资源，科学组织卫生服务，加强卫生监督和评价等。在中国，社会医学的主要任务是从中国的实际出发，研究解决中国的社会医学问题，通过研究全球卫生状况及其发展规律，了解全球面临的社会卫生问题及全球卫生策略，借鉴国际组织和世界各国卫生事业发展的经验和教训，促进全球卫生事业的发展。

当前，中国社会医学的基本任务有以下几项：

（一）倡导积极的健康观，弘扬现代医学模式

WHO 对健康的概念表明，应该从生理、心理和社会三个维度积极维护和促进健康。在疾病防治和医学教育中，必须倡导积极的健康观和生物 - 心理 - 社会医学模式，使医务人员和广大人民群众认识到，影响健康的因素既有生物因素，也有社会心理因素。对于某些疾病，社会和心理因素往往比生物因素更加重要，只有采取综合性的卫生保健措施，才能有效地防治疾病和促进健康。

（二）分析社会卫生状况，制定社会卫生策略

及时发现社会卫生问题并提出防治策略和措施，是社会医学的主要任务。通过系统分析社会卫生状况的特征和变化趋势，明确影响人群健康的各种因素，尤其是社会因素，以便及时采取有效的防治措施。健康危险因素评价、生命质量评价及卫生服务评价等方法和技术常用于发现、评价和分析社会卫生状况。社会医学要与卫生工作实践相结合，为卫生行政部门开展决策、计划和管理提供理论基础和方法学指导，这是推动社会医学学科发展的源泉。

（三）开展弱势群体保健和社会病防治

妇女、儿童、老年人、残疾人、低收入人群、流动人口等健康弱势群体处于疾病高危状态，应采取有针对性的社会卫生策略和措施，提供特殊的医疗照顾。关注意外伤害、精神疾病、物质滥用、性传播疾病等与社会因素及生活行为方式密切相关的社会病，需要通过综合性的社会措施才能奏效。

（四）加强社会医学教育

社会医学教育的目的在于宣传社会医学的新思想、新观点和新方法，主要包括两个方面的任务：一是针对一般人群倡导积极的健康观，促进有利于健康的生活行为方式；二是针对医学生和医务人员，加强社会医学教育，培养正确的医学观，适应医学模式的转变，认识疾病和健康的本质，提高专业素质和技能，以更好地为人民健康服务。

第二节　社会医学的发展历史

社会医学的产生是解决社会卫生问题、维护人群健康的需要。不少高瞻远瞩、忧国忧民的社会改革家和医学家为社会医学的创立和发展做出了不朽的贡献。社会医学在医学学科体系和疾病防治领域不可替代的地位和作用，是该学科得以存在和发展的基础。

一、社会医学的萌芽

社会医学作为一门学科产生于欧洲，至今只有100多年的历史。但是，早在经验医学时期，医学家们就开始关注社会因素对人类疾病发生及发展的影响。古希腊著名医学家希波克拉底（Hippocrates，约公元前460—前370年）就注意到生活环境与健康的关系，他在《空气、水、地域》一书中提倡医生应该熟悉患者的生活环境、居住条件、饮水情况和生活方式等。他认为"知道什么样的人患病比知道这个人患的是什么病更重要""医生医治的不仅仅是疾病，更重要的是患者"。古罗马医生盖伦（Galen，约130—200年）重视心理因素的致病作用，强调健康与社会心理因素之间的关系。阿拉伯医学家阿维森纳（Avicenna，980—1037年）认为土壤和水可以传播疾病，且精神情感活动对人体健康也有重要影响。限于当时社会经济条件和医学科学技术的限制，古代医学家们对人类健康、疾病和社会因素之间的关系还缺乏科学的认识，医学活动基本上是医生和患者之间的个人医疗行为。

随着欧洲文艺复兴和产业革命的兴起，生产的社会化促进了医学的社会化进程。资本主义早期发展带来了社会卫生状况的恶化，促使人们进一步认识人类健康、疾病与社会条件的密切关系，单靠医疗机构和医生无法有效应对这些健康问题，必须动员社会力量，采取社会措施，才能有效控制和解决这些问题。因此，医学家们开始从社会的视角去思考和解决医学和健康问题。意大利人拉马兹尼（Ramazini，1669—1714年）在《论手工业者的疾病》著作中，描述了52种职业工人的健康与疾病状况，探讨了职业因素对工人健康的影响。德国卫生学家弗兰克（Frank，1745—1821年）指出，"居民的悲惨生活是产生疾病的温床"。他在《全国医学监督体制》一书中指出，"政府应采用医学监督计划保护个人和公众健康"。这种观点在公共卫生和社会医学发展阶段具有里程碑意义。弗兰克和其他医学家提出的国家和社会应对人民健康负责的观点，在当时具有启蒙作用。

二、西方国家社会医学的创立与发展

1848年，法国医师盖林（Guerin，1801—1886年）正式提出了社会医学的概念。他提倡医学界要把分散、不协调的医学监督、公共卫生、法医学等构成一个整体的学科，统称为"社会医学"。他把社会医学分成四个部分：①社会生理学：研究人群的身体和精神状态及其与社会制度、法律及风俗习惯的关系；②社会病理学：研究疾病发生、发展与社会卫生问题的联系；③社会卫生学：研究各种增进健康、预防疾病的措施；④社会治疗学：研究各种社会卫生措施。

19世纪后半叶，细菌学的发展使有些医学家只重视生物病原体的致病作用，而忽略了社会因素对健康和疾病的影响。但仍有不少医学家不同意过分夸大生物病原体的致病作用。德国医学家诺尔曼（Norman，1813—1908年）和病理学家魏尔啸（Virchow，1821—1902年）都强调社会经济因素对健康和疾病的重要作用，提出"医学科学的核心是社会科学""医学是一门社会科学，任何社会都应对居民健康负责"等观点。魏尔啸在参加斑疹伤寒流行病学调查时，指出流行病的社会属性，提出单纯依靠治疗而不靠社会预防不能控制斑疹伤寒流行的观点。德国的格罗蒂扬（Grotijahn，1869—1931年）根据社会科学的理论，通过调查研究，提出了社会卫生学的一整套理论和概念。他在《社会病理学》中提出用社会观点研究人类疾病的原则。例如，疾病的社会意义取决于疾病发生的概率，社会状况恶化将导致疾病的发生和发展，疾病对社会发展产生反作用，医疗能否成功取决于社会因素，采用社会措施来治疗和预防疾病，注意患者的社会经济环境等。他还强调社会卫生调查中要应用统计学、人口学、经济学和社会学方法，主张将社会学列入医学课程。1920年，格罗蒂扬首次在柏林大学开设社会卫生学讲座。

德国是社会医学的发源地。在第二次世界大战以前，"社会医学"和"社会卫生学"这两个词并用，而以"社会卫生学"为主。第二次世界大战以后，逐渐改用"社会医学"。德国社会医学的主要内容是防治心血管疾病和肿瘤，探讨生活方式、职业及环境污染与健康的关系，以及健康保险等。

英国在 19 世纪末开设了公共卫生学课程。到 20 世纪 40 年代，该课程逐渐被社会医学所替代。1943 年，牛津大学成立了第一个社会医学研究院。英国的社会医学是指有关人群的医学，泛指疾病的控制及有关增进或影响人群健康的科学。20 世纪 60 年代以来，为了适应国家卫生服务制度改革的需要，英国将社会医学改为社区医学，内容包括社区卫生服务中的理论与实践，如社会卫生状况、职业、营养、健康教育、保健组织、妇女儿童健康、结核病以及性传播疾病等。

美国主要发展了医学社会学。医学社会学运用社会学的观点、理论和方法，研究人类健康与疾病有关的现象。美国医学社会学的研究内容包括特定人群的疾病与死亡的特征及发展过程、健康与疾病的文化特征、患者与医生的关系、医院的社会问题、保健行业社会学等。在美国，社会医学作为一个学术机构存在于综合大学的医学院，如哈佛大学医学院社会医学系，主要从事与临床相关的社会学教学与研究，研究内容涉及社会学、健康政策、卫生保健、医学人类学、医学伦理与医学史等。而一般社会医学有关的内容主要在卫生管理与卫生政策课程中讲授。

苏联于 1922 年在莫斯科大学医学院成立了社会卫生学教研室，于 1925 年成立了国立社会卫生学研究所，后改称社会卫生学与保健组织学研究所。苏联的社会卫生学的基本任务是研究社会与环境因素对人群健康的影响，以及消除这些有害因素而采取的综合卫生措施。1941 年，社会卫生学改称为保健组织学，以保健史、保健理论、卫生统计和保健组织作为主要内容。1967 年，又改称为社会卫生与保健组织学，并加强对社会医学问题的研究。

三、我国社会医学的发展

我国古代医学早已注意到社会因素、精神因素对健康与疾病的影响。中国传统医学中"天人合一"的思想就是一种朴素的环境与健康和谐发展的社会医学观。"上医治未病"观点体现了重视疾病预防的理念。公元前 3 世纪，中国最早的医书《黄帝内经》指出，政治地位、经济条件、气候变化、居住环境、饮食起居和精神状态等都与疾病有关。西周初期，我国建立了社会医事组织，以医师为"众医之长，掌医之政令"，并制定了医师考核制度，根据医术高低定其俸禄。汉初设立了为贫民治病的医疗机构。南北朝时期设立"医学"，置太医博士及助教，是我国最早的医学院校。但在漫长的封建社会里，卫生设置和医事制度主要是为统治阶级服务的，在民间只有坐堂的个体医生为广大百姓治病。

19 世纪，西方医学传入中国。1820 年，英国医师玛利逊（Marrison）和莱温斯顿（Levingstone）在澳门开办医院。1834 年，英国教会医师派克（Parker）在广州开设眼科医院。1866 年，美国医学传教会在广州开设博济医学堂，这是我国最早的西医院校。

1898 年，上海公共租界工商部卫生处是我国最早成立的地方卫生行政机构。1905 年，清政府在警政部警保司下设卫生处，次年改属内政部，第三年改称卫生司，是我国最早建立的中央卫生行政机构。1910 年，东北鼠疫流行，伍连德医师在山海关设立检疫所实行卫生检疫，这是我国自己举办的卫生防疫机构。从 1928 年起，陆续在上海吴淞区、高桥区建立卫生示范区。1931 年，又在河北定县、山东邹平县、南京晓庄乡、江苏江宁县等建立乡村卫生试验区，开展农村防疫工作。1939 年，成立中央卫生设施实验处，1941 年改为中央卫生实验院，并设立了社会医事系，主要任务是组织社会医务人员登记及考试。

1949 年新中国成立后，我国建立了从中央到地方的卫生行政组织和卫生服务体系。在党和政府的领导下，我国卫生事业迅速发展，社会卫生状况发生了巨大变化，人民健康水平得到显著提高。1949年，中国医科大学建立了公共卫生学院，并开设了卫生行政学。1952年，引进苏联的《保健组织学》，将其作为医学生的一门必修课。1954年起，先后有一批医学院举办卫生行政进修班、保健组织专修班以及工农干部卫生系，培训卫生管理干部。在此期间，许多医学院成立保健组织教研组，开展教学科研工作。1956年，卫生部成立中央卫生干部进修学院，负责培训省市卫生管理干部，交流保健组织学的教学经验，编写保健组织学教材。因"文化大革命"的影响，一度发展顺利的保健组织学科被迫中断。

十一届三中全会后，中国的社会医学进入了一个蓬勃发展的新时期。1978年，由钱信忠主编的《中国医学百科全书》中列有《社会医学与卫生管理学》分卷，社会医学作为一门正式学科得到承认。1980年，卫生部颁布了《关于加强社会医学与卫生管理教学研究工作的意见》，要求有条件的医学院校成立社会医学与卫生管理学教研室，开展教学研究工作，培训各级卫生管理干部。20世纪80年代初期，卫生部在六所院校成立"卫生管理干部培训中心"，有力推动了社会医学学科建设和卫生管理干部培训工作。在《医学与哲学》等杂志上开辟了"医学、健康与社会""医学模式转变"和"卫生发展战略"等专栏，探讨医学与社会发展的双向关系，对促进医学现代化与社会化具有重要作用。1984年，在成都召开了首届全国社会医学与卫生管理学术研讨会。《国外医学·社会医学分册》《中国社会医学杂志》和《医学与社会》等杂志相继创刊。1985年，全国第一批医学院校开始招收社会医学硕士研究生。1994年，第一个社会医学博士学位点在上海医科大学设立。至今全国已有20余所院校招收社会医学博士研究生，50余所院校招收社会医学硕士研究生。1988年，在西安召开了全国社会医学学术会议，成立了中华预防医学会社会医学分会，顾杏元任第一、二届主任委员，龚幼龙任第三、四届主任委员，李鲁任第五、六届主任委员，目前第七届主任委员为卢祖洵。社会医学分会已经连续召开了16次全国性的学术会议，对推动社会医学的学科建设和促进学术交流发挥了重要作用。1999年，国家医学考试中心将社会医学列为国家公共卫生执业医师资格考试的必考科目。目前，全国已经有百余所院校开设了社会医学课程，并形成了一支具有相当规模的社会医学教学与科研队伍。

2016年，中共中央国务院发布了《"健康中国2030"规划纲要》，关注主要健康危险因素，普及健康生活方式，强调健康融入所有政策，要求对重大项目进行健康影响评估。这些卫生发展战略充分体现了社会医学的核心理念。2019年12月以来，新冠肺炎疫情在全球的暴发，再次充分证明疾病的社会危害性，社会因素影响疾病的发生及发展，疾病防控更需要社会策略，而不仅仅是医疗措施。在"健康中国2030"规划纲要的指导下，社会医学必将发挥更大的作用，这一学科也将进一步发展。

（刘晓云）

第二章 | 医学模式与健康观

第一节 医学模式的概述

一、医学模式的概念

模式（model）是指从事物中抽象出某些特征，构成事物的标准形式。模式最初是一个数理逻辑概念，即用一系列公式来表示系统中不同事物之间的内在联系。哲学中使用并延伸了模式的概念，用于分析事物的本质及相互间的关系。模式也是自然科学和人文社会科学的世界观和方法论的核心，科学研究通过建立模式来认识事物的本质和相互关系，模式可以为人们认识、思考和解决问题提供指导，因此模式也可以理解为人们认识和解决问题的思想和行为方式。

医学模式（medical model）的概念是在医学理论发展和医学实践过程中逐渐形成的一种医学观，是人类在与疾病作斗争和认识自身生命规律的过程中得出的对医学的总体认识，是对健康和疾病的本质、医学的属性、医学的发展规律等内容做出的高度理论概括。这种高度概括和抽象的思想观念及思维方法既表达了人们对医学总体特征的认识水平，又是指导医学实践的基本观点。医学模式属于自然辩证法领域，是以医学为对象的自然观和方法论，即人们按照一定的观点和方法去观察、分析和解决有关健康和疾病的问题。

二、医学模式的特点

（一）医学模式的社会性

医学模式的产生和演变不是个别人的主观判断和随意选择，而是与社会的发展息息相关，与生产力发展水平、生产关系的性质、政治与文化背景、科技发展水平以及哲学思想等相适应。人类在进步的过程中，其世界观、方法论、探索自然的手段会不断创新和发展，相应的社会环境也会逐渐演变，这些变化必然对医学发展产生影响，进而影响医学模式的发展与演变。

（二）医学模式的普遍性和广泛性

医学模式是在社会发展到一定时期形成的对医学科学的高度概括和总结。这种高度概括和总结一旦形成，就会普遍存在于人们的思想中。整个人类，不管是医务工作者，还是普通的患者和健康人，在医学模式的影响下，对健康和疾病都会产生一定的认识和态度，这种认识是普遍存在的。医学模式对医学实践和健康相关行为产生的影响是广泛的、无所不在的。

(三)医学模式的动态性和稳定性

医学模式的发展是动态的、渐进的。医学模式的产生和演变与社会发展水平相适应。由于人类社会的物质文明和精神文明是不断发展的，医学模式的发展也是动态的。新的医学模式是在旧的医学模式发展到一定程度的基础上，伴随着社会的发展和医学实践的发展，产生新的飞跃和突破，这是一个从量变到质变的过程，一个不断扬弃和提高的过程。这个过程可以概括为"医学实践—医学模式的建立—医学再实践—新的医学模式建立"。

医学模式的发展也具有相对稳定性。医学模式受到社会经济和文化发展水平的影响，在一定时间、一定范围之内，医学模式是相对稳定的。占主导地位的医学模式在相当长一段时间内发挥主导作用。

三、医学模式的作用和影响

(一)医学模式推动医学理论研究

医学模式对医学理论和科学研究具有显著的推动作用。在自然哲学医学模式的推动下，中国的中医发展了阴阳五行学说、脏腑理论、经络理论等众多的理论。机械论医学模式推动了血液循环等领域的研究。生物医学模式促进了免疫学、细胞学、微生物学、遗传学等众多现代医学学科的发展。现代医学模式则促使了社会医学、医学伦理学等交叉学科的产生。

(二)医学模式指导医学实践

医学模式是医学实践的总结，反过来又指导医学实践。在神灵主义医学模式的指导下，求神问卜成为人们治疗疾病的主要手段。输血疗法和放血疗法体现了自然哲学医学模式对医学实践的指导。在生物医学模式下，外科手术、抗生素及免疫接种等成为医学实践的主要办法。

除了对疾病诊断治疗提供指导外，医学模式还能指导卫生事业发展的战略。尤其是在现代医学模式下，人们逐渐认识到社会因素对健康的重要作用，也逐渐动员全社会参与，促进卫生事业的发展。

(三)医学模式促进医学教育

随着医学模式的演变，医学教育的内容和形式也必然随之改变。生物医学模式促进了现代医学教育的基本构架，在这种模式下，医学分科越来越细，形成了庞大的医学和医学教育体系。而现代医学模式则促进了社会学、心理学等学科在医学教育中的重要作用。

第二节 医学模式的演变

医学模式的演变是一个漫长而曲折的过程，是随着社会的发展、医学科学的发展和人类对健康需求的不断变化而发展的。在不同的历史和社会文化背景下，产生不同的医学模式，特别是在新旧模式转换阶段，其间的冲突和相互渗透是难免的。每种医学模式在发展过程中也有一个充实和完善的过程，其中也可能有部分质变的过程，即使新医学模式取得了支配性地位，旧医学模式也不会立即消失，而是继续发挥作用。

本节主要介绍在现代医学模式出现之前的几种医学模式的演变过程及其对医学实践的指导，包括神灵主义医学模式、自然哲学医学模式、机械论医学模式和生物医学模式。

一、神灵主义医学模式

在人类社会发展的早期，生产力发展水平很低，原始的人类对客观世界的认识不足，不能解释风雨雷电、山洪地震等自然现象，更无法解释疾病、死亡等生理现象。他们用超自然的力量来解释疾病和健康，认为生命和健康是上帝神灵所赐，疾病和灾祸则是天谴神罚。这就是神灵主义医学模式（spiritualism medical model）。

在神灵主义医学模式的理论基础上，人们保护健康和防治疾病主要依赖求神问卜，祈祷神灵的宽恕和保佑，医术和巫术交织在一起。虽然也采用一些自然界中有效的植物和矿物作为药物使用，但大多以催吐或导泻等猛烈的方法，其主导思想仍然是驱逐瘟神疫鬼。尽管神灵主义医学模式是一种古老、落后、不科学的医学模式，但对现代社会仍产生着一定的影响。

二、自然哲学医学模式

随着社会生产力的发展和科学技术水平的提高，人们对宏观宇宙、世界万物有了较粗浅的认识与理性的概括，对健康和疾病也有了初步的观察和了解。这促使人们对健康和疾病的看法发生改变，不再认为健康和生命受到神秘力量的支配。人们开始用自然原因解释疾病的发生，将哲学思想与医学实践直接联系起来。这种将健康、疾病和人类生活的自然环境和社会环境联系起来观察和思考的朴素、辩证和整体的医学观念，称为自然哲学医学模式（natural philosophical medical model）。古希腊医学和中医学说都属于自然哲学医学模式范畴。

古希腊兴盛的哲学思想与医学对人之本体及疾病本原的认识是一致的。被称为"医学之父"的古希腊医生希波克拉底依据万物之源的水、火、土、气"四元素说"，提出了"四体液学说"，认为水、火、土、气与人体的黏液、血液、黑胆汁和黄胆汁相对应，人体的健康、疾病和性格是四种体液混合比例变化的结果。包括气候、土壤、水在内的环境、生活方式和营养会导致四种体液失衡，这是导致身体生病的主要原因。

我国的中医学依据《易经》及儒学、道学的认识论和方法学，建立了阴阳五行病理学说及内因（七情：喜、怒、忧、思、悲、恐、惊）和外因（六淫：风、寒、暑、湿、燥、火）的病因学说。《黄帝内经》认为，人体正常的生命活动过程体现了阴阳平衡。疾病就是内因和外因破坏了人体的阴阳平衡而导致的。"夫百病之生也，皆生于风寒暑湿燥火"，即"六淫"致病。"七情"在一般情况下属于正常的生理现象，但波动过于激烈或持续时间过长，就会导致身体阴阳失衡而生病。

在自然哲学医学模式的指导下，医学实践也发生了显著变化。古希腊的"四体液学说"强调体液平衡，曾经风靡一时的输血疗法和放血疗法就是当时自然哲学医学模式对医学实践指导的具体体现。中医的治疗原则包括"治病求本""调和阴阳""急则治其标，缓则治其本""治未病"和"扶正祛邪"等。

三、机械论医学模式

15世纪以来，欧洲文艺复兴运动推动了自然科学的进步，带来了工业革命的高潮和实验科学的兴起。著名的哲学家和科学家培根提出"用实验方法研究自然"，认为新时代的哲学必须是归纳的、实验的和实用的，必须建立在科学观察和实验的基础上。在实验思想的影响下，机械学和物理学有了长足的进步。法国哲学家笛卡尔和拉美特利分别撰写了机械论医学模式的代表作《动物是机器》和《人是机器》，把机体的一切复杂运动简单地归纳为物理化学变化，甚至思维活动也被认为是一种机械运动。他们认为人体自己发动自己的机器，疾病就是机器出现故障和失灵，需要修补和完善。这种基于机械唯物主义观点，以机械运动来解释一切生命现象的医学和方法论，就是机械论医学模式（mechanistic medical model）。

机械论医学模式极大地促进了当时的医学研究和医学学科发展。英国医生哈维发现了血液循环；意大利病理解剖学家发表了《论疾病的位置和原因》，推动了病理解剖学的发展；德国病理学家魏尔啸倡导了细胞病理学，提出"一切疾病都是由细胞发生的""细胞的不正常活动是各种疾病的起源"。机械论医学模式可以被看作是现代生物医学的初级阶段。

机械论医学模式以机械唯物主义的观点，批驳了唯心主义的生命观和医学观，将医学带入了实验医学阶段，对医学的发展发挥了重要的作用。但是机械论医学模式简单地把人比作机器，忽视了人体的生物复杂性和社会复杂性，这是机械论医学模式的片面性和局限性。

四、生物医学模式

自然科学在 19 世纪进入蓬勃发展的时期。工业革命的完成，生产力水平的提高，为科学研究提供了物质基础，推动了自然科学的迅速发展，为辩证唯物主义哲学观的形成奠定了基础。自然科学的迅速发展和哲学观的转变，为医学提供了科学的思维方法，使医学取得了前所未有的进步。与此同时，资产阶级工业革命浪潮一方面造就了城市化，另一方面带来了传染病的蔓延。19 世纪 40 年代，霍乱、伤寒大流行，促使法国化学家巴斯德和德国微生物学家科赫等人开始了细菌学的开拓性研究，奠定了疾病的细菌学病因理论。与此同时，一批基础医学学科如生理学、解剖学、组织学、胚胎学、免疫学、病理学、遗传学和生物学等相继问世，为解决临床医学和预防医学的一些重大难题提供了科学基础，推动了整个医学由经验向科学的转变。

生物医学模式（biomedical model）是指从生物学的角度认识健康和疾病，反映病因、宿主和自然环境三者内在联系的医学观和方法论。在生物医学模式指导下，人们对生命、疾病和健康有了新的认识：健康就是要维持宿主、环境和病原体三者之间的动态平衡，平衡破坏就会生病。这就是符合以传染病为主的疾病谱的著名"流行病学三角模式"。这种保持生态平衡的观点，称为生态学模式（ecological model）。

生物医学的观点主要集中在两个理论上：二元论和还原论。二元论认为人的躯体和精神存在着精密的分工，疾病具有微观的生物学基础，疾病的产生必然可以在躯体上找到病理变化，可以通过精密的技术来测量细胞生物化学的变化，不关注人的心理社会状况。还原论进一步把人体分解为不同的系统、器官、细胞、分子，认为疾病具有微观的物理和化学基础，疾病最终都需要通过物理和化学方法进行治疗。

生物医学的发展，为解决临床医学和预防医学的一些重大难题提供了基础。在临床医学方面，发现了抗菌药物，实现了外科手术的无菌化，攻克了外科手术中的疼痛、感染和失血三大难关，大大提高了手术的成功率。在预防医学领域，利用杀菌灭虫、预防接种和抗菌药物三大武器，有效地控制了急性传染病和寄生虫病，取得了人类第一次卫生革命的胜利，大大降低了婴儿死亡率，使人类的平均期望寿命显著延长。这是 19 世纪末 20 世纪初生物医学模式的重大成就。

随着疾病谱和死因谱的转变，心脑血管疾病、恶性肿瘤、意外伤害、呼吸系统疾病成为危害人类健康的主要疾病，这些慢性非传染性疾病的致病因素已不是单纯的生物学因素，还有许多社会环境因素、个人行为和生活方式因素等。生物医学模式已无法完全解释和有效解决这些疾病的发生和发展。即使以生物因素为主要病因的传染性疾病（如结核病和艾滋病）的流行和防治，也受到社会心理、行为方式等诸多因素的制约。许多疾病的生物因素通过社会和心理因素而发挥作用。疾病的表现形式已由单因单果向多因多果形式发展。医学的进一步发展有赖于更加完善的医学模式的形成。

第三节　生物－心理－社会医学模式

一、生物－心理－社会医学模式产生的背景

（一）疾病谱和死因谱的转变

疾病谱是指疾病按其发病率的高低而排列的顺序。死因谱是指各种死亡原因占总死亡原因的百分比由高到低的顺序。在生物医学模式的指导下，传染病防治技术取得了重大突破，一些烈性传染病得到了有效控制。有的烈性传染病（如天花）已经被消灭，或即将被消灭（如麻风病、脊髓灰质炎）。以控制传染病为主要任务的第一次卫生革命取得了阶段性胜利。全球范围内疾病谱和死因谱发生了重大变化。影响人群健康的主要疾病已由传染性疾病转变为慢性非传染性疾病，恶性肿瘤、心脑血管疾病占据了疾病谱和死因谱的主要位置。控制慢性非传染性疾病的流行，是第二次卫生革命的主要任务。

表 2-1 显示了我国城市人群从 1957 年到 2018 年死因谱的转变。1957 年和 1963 年，传染病位于死因谱的第二位，1985 年后退出了前五位死因。呼吸系统疾病在 1957 年排在死因谱的第一位，1975 年下降为第三位，1985 年下降为第四位。相反，心血管疾病和脑血管疾病由 1957 年的第四、第五位逐渐上升为第一和第二位。恶性肿瘤在 1985 年出现在第三位死因中，到 1990 年，已成为危害中国城市居民健康的主要死因。农村地区的死亡谱也出现了类似的变化。

表2-1　我国部分城市前5位死因谱的变化

年份	顺位	死因	死亡率 (1/10万)	构成比 （%）	年份	顺位	死因	死亡率 (1/10万)	构成比 （%）
1957	1	呼吸系统疾病	120.3	16.9	1990	1	恶性肿瘤	128.0	21.9
	2	传染病	111.2	15.4		2	脑血管疾病	121.8	20.8
	3	消化系统疾病	52.1	7.3		3	心脏病	92.5	15.8
	4	心血管病	57.2	6.6		4	呼吸系统疾病	92.2	15.8
	5	脑血管疾病	39.0	5.5		5	损伤、中毒	40.4	6.9
1975	1	脑血管疾病	127.1	21.6	2015	1	恶性肿瘤	160.9	26.3
	2	恶性肿瘤	111.5	18.8		2	心脏病	135.9	22.2
	3	呼吸系统疾病	109.8	18.6		3	脑血管疾病	126.6	20.7
	4	心血管疾病	69.2	11.7		4	呼吸系统疾病	72.5	11.8
	5	传染病	34.2	5.8		5	损伤、中毒	37.2	6.1
1985	1	心血管疾病	131.0	23.3	2018	1	恶性肿瘤	161.2	26.0
	2	脑血管疾病	117.5	21.0		2	心脏病	146.3	23.3
	3	恶性肿瘤	113.9	20.3		3	脑血管疾病	128.9	20.5
	4	呼吸系统疾病	50.9	9.1		4	呼吸系统疾病	68.0	10.8
	5	消化系统疾病	23.3	4.2		5	损伤、中毒	35.6	5.7

但随着疾病谱和死因谱的改变，人们逐渐认识到，慢性非传染性疾病与遗传因素、生活方式、环境和卫生服务等多种因素密切相关，同时与社会经济和文化等多种因素存在紧密联系。传染性疾病占据疾病谱和死因谱的主要位置时，人们专注于探讨特异性生物因素和有针对性的治疗方法，而忽视了心理和社会因素的作用。这促使人们把视角从单纯考虑生物因素转向综合的生物、心理和社会因素，当然，这一转变并不是完全否认生物因素的作用。研究证据表明，15%的恶性肿瘤能通过预防相关传染性疾病而被控制，如人乳头状瘤病毒感染是宫颈癌的重要致病原因。

（二）健康需求的提高

随着社会经济的发展和生活水平的提高，人们的健康需求也日益多样化。人们不满足于对疾病的防治，而是更积极地要求提高生活质量，保持心理平衡，要求有利于身心健康的人际关系和社会心理氛围。这就需要扩大卫生服务的范围，从治疗服务扩大到预防保健服务，从生理服务扩大到心理服务，从院内服务扩大到院外服务，从技术服务扩大到社会服务。要求卫生工作者必须面对多样化的健康需求。这种需求会随着社会发展而进一步扩展，成为推动医学模式改变的力量。

（三）医学的社会化

医学是社会性的事业，整个社会系统都承担着维护健康的职能。但长期以来，卫生事业局限于个体疾病的预防和治疗，限制了其他社会系统的参与，也限制了卫生服务的范围。随着城市化的发展，生产和消费活动的进一步社会化，公共卫生和社会保健问题日益突出，人类与疾病的斗争日益突破个人活动的局限，成为整个社会关注的重大民生问题。只有把卫生事业纳入社会大系统内，采取社会卫生策略，才能使公共卫生和社会保健问题得到较好的解决。人们越来越认识到人类具有许多共同的健康利益，健康服务全球化和一体化的趋势正是这种共同健康利益作用的必然结果。人人享有健康、健康是基本人权已成为全球共识。生态环境保护问题，一些传染性和非传染性疾病的全球化趋势，以及卫生法规的颁布、政府行政措施的实施、经济的支持等促进了社会化健康服务的进一步发展，推动了医学的进一步社会化。

（四）医学学科的内部融合与外部交叉发展

随着医学认识手段的现代化，人们对疾病的认识程度在一定程度上摆脱了过分依赖个体经验，加强了分工协作，不同专业人员共同参与对疾病的考察，实现认识上的互补，为多学科参与医学实践提供了可能，也为心理学家和社会学家参与医学认识与实践提供了可能。

现代医学中分子生物学、免疫学、遗传学的发展，揭示了宏观活动整体性的基础。特别是信息观点的引入，发现在人体内部、人体与环境之间广泛存在着信息传递及交流，心理应激现象与激素分泌之间的联系，以心理活动为中介引起的社会因素与人体活动之间的联系，都促进了生物 - 心理 - 社会因素的综合考虑。

所有这些医学学科内部的融合和外部的交叉，都将现代自然科学和社会科学的理论和技术带入了医学领域，将人们观察健康与疾病问题的视角向社会和心理领域延伸和拓展。

二、生物 - 心理 - 社会医学模式的内容

生物 - 心理 - 社会医学模式（bio-psycho-social medical model）是指从生物、心理和社会等方面来观察、分析与处理健康和疾病相关问题的医学观和方法论，又称现代医学模式。

在生物 - 心理 - 社会医学模式提出的过程中，出现了几种类似的医学模式的观点，逐步形成了最终的现代医学模式。

（一）环境健康医学模式

1974 年，布鲁姆（Blum）提出了环境健康医学模式。他认为环境因素，特别是社会环境因素，对人们的健康、精神和体质发育有重要影响，提出了包括环境、遗传、行为和生活方式以及医疗卫生服务这四个因素的环境健康医学模式。其中环境因素包括社会环境和自然环境因素，是影响健康的最重要的因素。图 2-1 中各因素的箭头粗细表示各因素对健康作用的强弱程度。

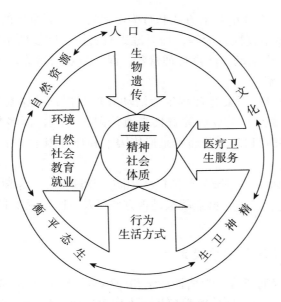

图 2-1　环境健康医学模式

（二）综合健康医学模式

为了更加广泛地说明疾病发生的原因，拉隆达（Lalonde）和德威尔（Dever）对环境健康医学模式进行了修正和补充，提出了卫生服务和政策分析相结合的综合健康医学模式，系统地论述了疾病流行病学和社会学因素的相关性，为制定卫生政策、指导卫生保健工作提供了理论基础。该模式认为，影响人类健康的四类因素，每一类又包括三个因素，共计十二个因素（图2-2）。不同疾病的影响因素是不同的，如心脑血管疾病的主要影响因素是生活行为方式，意外死亡的主要影响因素则是环境因素，卫生服务因素是传染病发生的主要影响因素。

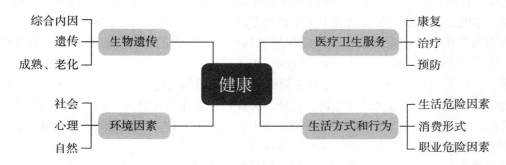

图 2-2　综合健康医学模式

根据综合健康医学模式，影响人类健康及疾病的主要因素有四大类。

1．环境因素　人群的健康与疾病和环境因素密切相关。自然环境中的有害因素可以引起疾病，从而影响健康。水、空气、食品等污染，生产环境中的职业性危害，不安全的公路设计等均构成对人体健康的威胁。人们在改造环境的同时，往往也会制造出许多新的危害健康的因素。

社会环境包括社会地位、经济收入、居住条件、营养状况及文化程度等，均可对健康产生重要的影响。贫困者面临的健康危险要超过非贫困者，文化程度低的人群比文化程度高的人群受到更多健康危险因素的侵害。社会带来的工作紧张、生活压力及人际关系紧张等均能危害健康。

2．生活方式和行为　个体的生活方式和行为习惯对健康有重要的影响。吸烟、酗酒、滥用药物、缺乏体育锻炼及不良性行为等，均对健康有直接或间接的影响。改变生活方式和行为，如戒烟限酒、参加体育活动、注意合理营养、保持乐观情绪等，可明显降低心血管疾病、恶性肿瘤的发病率和死亡率。

3．生物遗传　生物遗传因素是理解生命活动和疾病损伤及康复过程的基础。有些疾病如血友病、镰状细胞性贫血、蚕豆病等直接与遗传因素有关，但多数疾病如精神障碍性疾病、心脑血管疾病、糖尿病和部分肿瘤则是遗传因素和环境因素、生活行为因素共同作用的结果。

4．医疗卫生服务　医疗卫生服务包括疾病预防、诊断治疗、康复等，对健康也有着重要作用。卫生资源的配置是否合理、群众就医是否方便可及、医疗卫生服务质量的高低都会影响疾病的发展和转归。

（三）生物 - 心理 - 社会医学模式

1977 年美国纽约州罗彻斯特大学精神病学和内科学教授恩格尔（Engel）指出，生物医学模式应逐渐演变为生物 - 心理 - 社会医学模式。人们对健康和疾病的了解，不仅仅包括疾病的生理（生物学因素），还包括患者（心理因素）以及患者所处的自然环境和社会环境，以及帮助治疗疾病的医疗保健系统。生物 - 心理 - 社会医学模式是根据系统论的原则建立起来的。在这个系统框架中，可以把健康和疾病理解为从原子、分子、细胞、组织、系统到个体，以及由个体、家庭、社区和社会构成的概念化和相互联系的生态系统。在这个系统中，不再是二元论和还原论的简单线性因果模型，而是互为因果、协同制约的立体化网络模型。健康反映为系统内、系统间高水平的协调，恢复健康不是回到疾病前状态，而是代表一种不同于生病之前的新的协调状态。

（四）生物 - 心理 - 社会医学模式与生物医学模式的关系

生物 - 心理 - 社会医学模式在强调心理和社会因素的同时，也肯定生物因素的作用。社会因素对人体的影响，最终还是通过个体生理和心理变化发挥作用。在过去的 100 多年里，人类依赖生物医学手段，在疾病控制、医疗保健领域取得了辉煌的成就。在新的医学模式的指导下，生物医学手段将继续发挥其不可替代的作用。

生物 - 心理 - 社会医学模式不是对生物因素进行简单的否定，而是对生物医学模式的继承和发展，既重视人的生命活动的生物学基础，又强调了人作为社会人，其生理活动与心理活动相互依存的关系，充分肯定了心理因素和社会因素对人类疾病，特别是慢性病的重大影响，确立了心理因素和社会因素在健康领域的应有地位。

人的健康与疾病离不开社会和心理因素的影响，而健康的恢复也离不开社会和心理因素的支持。是否把人置于社会关系中去考虑，是否把健康问题看作一个社会问题，是新旧医学模式的分水岭。生物因素和社会因素紧密附着在一起，生物因素是在一定的社会条件下对个人和群体发生作用，疾病诊治和健康保护都是在人际关系中进行的，都会涉及一定的人群。孤立地采取生物医学措施，还是在社会支持下使用生物医学措施，这两者的指导思想不同，产生的效果也会大不相同。

三、生物 - 心理 - 社会医学模式的影响

（一）对临床医学的影响

疾病既是一种生物现象，也是一种社会现象。长期以来，受生物医学模式的影响，临床医学对病因的分析，只重视生物病因，而忽视了疾病发生的社会心理因素。

现代医学模式要求临床医师了解患者疾病的同时，还应从患者的社会背景和心理状态出发，对患者所患疾病进行全面的分析和诊断，从而制订有效的、综合的治疗方案。通过对患者的社会心理因素的观察和分析，提高治疗效果。这就使临床医学逐步脱离了孤立的生物医学思维，改变了过去"只见疾病，不见患者""头疼医头，脚疼医脚"的倾向。

世界卫生组织提出医生必须是"五星级"医生，即：

医疗服务的提供者（care provider）：医生能够根据患者对预防、治疗和康复的总体需要提供医疗保健服务。

决策者（decision maker）：从伦理、费用与患者的需要等多方面综合考虑各种治疗技术的使用。

信息传播者（communicator）：主动有效地进行健康教育，促进健康生活方式，增进个体和群体健康保护意识。

社区领导者（community leader）：平衡协调个人、社区和社会的关系，以满足卫生保健需求。

卫生服务管理者（manager）：在卫生部门内部和卫生领域外其他社会机构之间协调工作。

（二）对预防医学的影响

在人群观念的基础上，更深入地理解社会大系统对预防工作的作用。用"社会大卫生"的观念预防工作，需要全社会多部门参与，同时也进一步明确了预防医学事业本身就是社会事业。生物 - 心理 - 社会医学模式要求预防医学从以生物病因为主的预防保健扩大到生物、心理、社会综合的预防策略和措施，从而更全面、有效地提高预防效果。

现代医学模式对预防医学的另一个影响体现为个体预防。随着大量的传染病、寄生虫病和地方病被控制和消灭，慢性非传染性疾病和一些新发复发的传染病成为威胁人类健康的主要疾病负担。慢性病涉及每个人的行为，新发和复发的传染病如结核病、艾滋病等又与个体行为有着密切的联系。行为的干预和改变一方面依赖社会卫生措施，如群体的健康教育；另一方面还需要进行有针对性的个体预防，如通过社会支持使高危人群不仅在知识和态度方面有所改变，更重要的是通过健康促进使其行为发生改变。传统的预防医学手段仍然有效，但其内涵应当有相当大的变化。

（三）对卫生服务的影响

生物 - 心理 - 社会医学模式对卫生服务的影响，主要表现为"四个扩大"，即：

1. 从治疗服务扩大到预防服务 将医疗服务工作纳入到预防的轨道，使卫生工作由医疗型向预防保健型过渡。将预防保健的思想贯穿在生命的全过程和疾病的全过程当中。重视三级预防，即：一级预防，在疾病未发生时采取有效的措施避免疾病的发生；二级预防，在疾病发生初期，做到早期发现、及时治疗；三级预防，在患病后做好疾病的治疗和康复工作，防止残疾。

2．从技术服务扩大到社会服务 医师应当具有医学知识和人文科学知识，并具备一定的科学研究能力。除诊治疾病外，还应该通过社会医学诊断，发现居民的健康问题，找出危害居民健康的危险因素，进行健康指导和健康促进，指导人们通过改变生活习惯和行为方式，开展劳动保护，开展生活咨询和健康教育；促进居民的心理健康，降低由心理因素导致的疾病的发生；发现影响健康的社会因素，及时向有关部门提出进行社会防治的政策建议。

3．从院内服务扩大到院外服务 医院由传统的封闭式院内服务，逐步向院外开展社会服务。基层卫生服务机构要注意发挥贴近居民的优势，根据居民不断增长的卫生服务需要，适应疾病谱的转变，培训社区卫生服务人员，深入社区开展预防、医疗、保健、康复、健康教育、计划生育等社区卫生服务，向居民提供可及的、连续的、综合的基本卫生保健服务，如建立以家庭为单位的居民健康档案，开展慢性病防治，组织人群自我保健活动。基层卫生服务机构和大医院之间建立整合的服务系统，建立双向转诊制度。

4．从生理服务扩大到心理服务 传统的生物医学模式只注意人们的生理和病理变化，很少注意人们的心理和社会因素对健康的影响。现代医学模式要求卫生服务的整体性，所以在进行躯体照顾的同时，也要对普通人群和患者进行心理服务，了解影响患者的心理因素，积极开展心理卫生工作，调节和平衡心理刺激，缓解生活事件和工作紧张所带来的压力，加强心理护理和心理康复工作，不断丰富心理服务的内容和措施。

（四）对医学教育的影响

生物－心理－社会医学模式提供了弥合裂痕、改革医学教育的理论依据。开放式医学教育体系应以人为本，基础医学、临床医学和预防医学融会贯通，人文科学与医学相互交叉。近年来国内一些医学院校并入综合性大学，为医学生吸收其他学科的知识提供了良好的条件。此外，开展社会医学实践第二课堂，让医学生接触人群，认识社会，学会社会诊断和提出社会治疗处方，这样才能培养出一大批"五星级"医生。

第四节　生物－心理－社会医学模式与健康观

一、现代医学模式引发对医学目的的重新审视

目前疾病和早死的威胁已经大大减小，而医疗费用迅速上涨和医疗质量的问题逐渐成为新的"医疗危机"。医疗危机的出现从根本上说是医学观的问题，即医学目的的问题。生物医学模式所带来的医学突飞猛进的发展，急救医学、移植医学、新的器械和手术方法、新的治疗与诊断方法、新药的开发取得了惊人的成果，人们对疾病治愈、防止死亡是医学神圣的目的的看法愈发强烈。医学危机的出现促使人们重新审视医学的目的，提出现代医学的四个目的：①预防疾病和损伤，促进和维持健康；②解除由疾病引起的疼痛和痛苦；③对疾病的照料和治疗，对不治之症的照料；④避免早死，追求安详死亡。

二、生物－心理－社会医学模式的健康观

健康观是建立在一定医学模式基础上的，是对健康和疾病的本质性认识，并随着医学模式的演变而改变。

（一）消极健康观

生物医学模式认为，传染病的发生和传播是生物体之间发生的变化，是宿主、致病因素和环境三者之间的平衡遭到破坏所致。人们患了传染病，便失去了健康，而当传染病被治愈，人

们又重新获得了健康。这种以传染病的发生、变化和转归为主要依据的疾病和健康观，其表现形式是单因单果，认为"没有病"就是健康，被称为消极的健康观，是生物医学模式的健康观。

（二）积极健康观

在疾病谱和死因谱发生变化后，许多非传染性疾病和慢性病以及某些退行性疾病逐渐增加，如心脑血管疾病、恶性肿瘤等。防治这些疾病不像防治传染病的措施那么单一，需要防治导致疾病发生的多种因素。这种多因单果、单因多果、多因多果的疾病形式，因果关系更加复杂。要谋求消灭这类疾病和获得健康，就不能单纯依赖治疗，而要更多或主要地依靠社会预防，降低和排除各种健康危险因素，以达到个体的身心平衡，并与环境协调一致。世界卫生组织提出：健康不仅仅是没有疾病或虚弱，而是一种身体、心理和社会的完好状态。根据这个定义，健康可被理解为生物学、心理学和社会学三维组合的概念。从生物角度看人的健康，主要是检查器官功能和各项指标是否正常；从心理、精神角度观察人的健康，主要是看有无自我控制能力、能否正确对待外界影响、是否处于内心平衡的状态；从社会学角度衡量人的健康，主要涉及个体的社会适应性、良好的工作和生活习惯、人际关系和应付各种突发事件的能力。

（三）健康与疾病概念的扩展

有关健康与疾病的概念始终是医学模式的核心表现和争论焦点，除了健康与疾病相对论观点外，近年来还衍生出了亚健康、亚临床疾病等概念。

1. 健康与疾病相对的概念 所有生物体都有可能生病，都要经历生长、老化、死亡的过程。因此，可以把健康与疾病看作是一个连续的统一体。良好的健康在一端，死亡在另一端，每个人都处于疾病和健康连续统一体两端之间的某一位置，随着时间的推移，健康状态处在不断的动态变化之中。

2. 亚健康状态 这是近年来国际医学界提出的新概念，是指人的机体虽然无明显的疾病，但呈现出活力降低、适应力不同程度减退的一种生理状态，这是由机体各系统的生理功能和代谢过程低下所导致，是介于健康与疾病之间的一种生理功能降低的状态，亦称为"第三状态"或"灰色状态"。认定亚健康状态的范畴相当广泛，躯体上、心理上的不适应感觉，在相当长时期内难以确诊是哪种病症等，均可概括在其中。从预防保健和临床实践工作中可以发现，现代社会处于这种状态的人群数量是相当多的。衰老、疲劳综合征、神经衰弱、更年期综合征，均属于亚健康状态范畴。患者仅感到身体或精神上的不适，如疲乏无力、精神不安、头痛、胸闷、失眠、食欲减退等，但经各种仪器和化验检查都没有阳性结果。亚健康状态极有可能发展成为多种疾病，故对其开展深入研究具有积极意义。

3. 亚临床疾病 亦称为无症状疾病。在疾病发生过程中，有机体受到损害、发生紊乱的病理表现，而且还有防御、适应、代偿性生理性反应，这类病理性反应和生理性反应在疾病过程中结合在一起，很难人为进行分割。亚临床疾病没有临床症状、体征，但存在生理性代偿或病理性改变的临床检测证据，如无症状性缺血性心脏病患者可以无临床症状，但有心电图改变等诊断依据。对亚临床疾病进行及时发现和预防，可以有效避免更严重的疾病状态。

（刘晓云）

第三章 社会卫生状况

第一节　社会卫生状况概述

社会卫生状况由人群健康状况和影响人群健康状况的因素两部分组成。系统分析社会卫生状况的现状、特征、变化、发展趋势及其影响因素，对于制订卫生措施和对策，达到预防疾病、促进健康和提高生命质量的目的，具有十分重要的意义。

一、社会卫生状况的概念和内容

（一）社会卫生状况的概念

社会卫生状况（social health status）系指人群健康状况，以及影响人群健康状况的各种因素，主要是社会因素，包括卫生政策、社会经济、卫生服务、卫生资源和卫生行为等。

人群健康状况是社会因素与自然因素综合作用的反应。社会因素对人群健康的影响，在有些情况下是通过自然因素的作用。在自然因素相同或相似的国家和地区，因社会因素有较明显差异，人群健康状况也存在较大差异。因此，社会因素对人群健康的影响尤为重要。

（二）社会卫生状况的内容

社会卫生状况内容甚广，大体可分为六类：①人群健康状况；②卫生政策；③与卫生有关的社会、经济状况；④卫生服务；⑤卫生资源；⑥卫生行为。

人群健康状况包括人口状况、疾病及意外伤害、生长发育、营养水平、死亡及平均期望寿命等几个方面。

二、研究社会卫生状况的意义

研究社会卫生状况采用比较分析的方法，通过连续不断地对社会卫生的现状、特征、变化和发展趋势进行研究与评价，明确已取得的成绩和找出存在的社会卫生问题，提出改善社会卫生状况的有效措施。

（一）社会医学的重要组成部分

解决社会卫生问题是社会医学的基本任务。进行社会卫生状况研究，做出正确的"社会诊断"，是提出有针对性的社会卫生措施、开展"社会处方"的重要基础。研究社会卫生状况的目的是发现主要的社会卫生问题及其影响因素，为解决这些问题提供科学依据。因此，研究社会卫生状况是社会医学的重要组成部分。社会因素往往是多重因素同时并存，相互影响，相互渗透。在分析时，需要运用社会学、统计学、行为科学等一系列方法，从错综复杂的因素中找出问题的关键所在。

（二）卫生事业科学管理的基础

卫生事业科学管理的主要目标是以社会为基点，分析社会经济发展及人民健康水平，分析社会卫生问题，合理分配卫生资源，科学组织卫生服务，最终目标是最大限度地满足人们的卫生服务需求，提高全人群的健康水平。

只有充分地认识人群健康状况和社会因素对人群健康的影响，找出主要的社会卫生问题，才能科学地制订改善社会卫生的措施，使有限的卫生资源得到充分、有效的利用，获取最大的卫生效果，改善与增进人群的健康状况。

（三）为制定卫生政策与计划提供依据

社会卫生状况是卫生事业宏观管理的基础，也是评价卫生事业发展不可缺少的信息。WHO 在制定全球卫生战略时，分析研究世界卫生状况，指出制定全球卫生战略的重要性。分析中所用的"社会卫生指标"已成为各地区和国家实现人人享有卫生保健的主要评价指标，也是检查卫生目标实现程度、评价卫生规划执行情况和卫生服务效率与效果的主要依据。

（四）探索卫生状况变化与发展趋势

各个国家社会制度不同，经济发展极不平衡，卫生资源水平和分布、医疗体制、人口发展、文化风俗各不相同。不同历史时期的社会卫生状况受到当时社会、政治、经济、文化等条件的影响。运用比较分析的方法，研究和分析不同历史阶段、不同国家、不同地区的社会卫生状况，探索其变化和发展趋势，可以为改善社会卫生状况积累宝贵的经验。

第二节　评价社会卫生状况的指标

社会卫生状况的评价指标包括人群健康状况指标及影响人群健康状况的社会因素指标两部分。评价人群健康状况可以从生物医学的角度，应用生物医学的技术和方法评价个体的健康状况。但是，随着社会经济的发展、人民生活水平的提高、医学模式和健康观念的转变，对健康状况的评价已经从个体评价向社会诊断转变，群体健康状况评价成为健康状况评价不可或缺的内容。社会医学侧重于群体健康状况的研究。在进行社会卫生状况评价时应选用一些基本和简化的指标和指数，遵循资料易于获取、敏感度高、容易计算、广为接受、结果稳定等原则。

一、个体健康的指标

群体健康状况是建立在个体健康状况的基础之上的，因此，对个体健康状况的研究是社会医学研究的重要内容之一。个体健康通常指一个人身心发育正常、没有病痛、具有充分的劳动能力而且长寿。个体健康状况及其评价指标是基础医学和临床医学的重要研究内容。本节主要是从社会医学的角度，以现代医学模式和现代健康观为指导，对反映个体健康状况的指标进行选择性的介绍。

（一）生理学指标

基础医学对生理学指标的研究已经深入到细胞、分子水平，项目繁多，这里选择的是能够反映机体整体状况、通过无损伤性方式易于获得的指标，对个体的健康状况进行评价。在实际工作中，通常根据研究目的和工作需要选择适宜的指标。

1. 生长发育指标 生长发育指标主要指儿童及青少年的健康状况，但常常用作反映整个人群体格纵向变化的重要评价指标。

（1）身高：指直立时的净高度。该指标在青少年中主要用来评价身体的增长速度以及整体的发育情况，而在成年人中该指标则是综合评价健康状况的一项重要参数。人在不同的生理阶段中，身高的变化速度是不同的，通常在 2 岁以内身高的增长速度最快；2 ~ 11 岁每年约增长 5 cm；进入青春期后，身高增长速度明显加快，且男女速度不同；大约在女性 15 岁，男性 18 岁时，身高的增长逐渐趋于缓慢直至停止。

（2）体重：指人体的净重量。对体重变化的分析可以综合反映个体的健康状况。我国正常成年男性的平均体重为 65 kg，女性为 55 kg。人体健康状况发生的变化可通过体重来反映，当体重出现过轻或过重等明显超出正常值范围时，往往表明机体内部发生了某种异常现象。临床医学中较常采用身体质量指数（BMI）来衡量人的体重，BMI 的计算公式是：

$$BMI（kg/m^2）= \frac{体重（kg）}{身高^2（m^2）}$$

BMI 在 18.5 ~ 23.9 说明体重在正常范围，小于 18.5 为体重过低，在 24.0 ~ 27.9 之间为超重，大于或等于 28.0 则为肥胖。

2. 行为发展指标 行为发展是健康的重要标志。人的行为发展虽有很大的个体差异，但也有一定的规律。到一定年龄时，应学会相应的行为和动作，过晚或特别提前一般都应视为行为发展异常或不健康。

（二）心理学指标

个体心理发展及其特征十分复杂，有关的心理学指标和评估方法也很多。对个体心理健康状况的评价，一般从人格、智力、情绪和情感几方面进行。

1. 人格 人格又称为个性，包括人的性格、气质和能力等，是个体心理活动中比较稳定的、区别于他人的心理特征。人格是在一定的遗传素质的基础上，经特定的社会文化、环境等的影响，在个体的实践活动中逐步形成的。关于健康人格的结构，人本主义心理学家马斯洛曾提出了 12 条定性标准：尚实际、有创见、建知交、重客观、崇新颖、择善固执、爱生命、具坦诚、重公益、能包容、富幽默、悦己信人。

2. 智力 智力是反映个体心理功能的重要指标之一，也是评价个体健康状况的重要依据。只有智力正常的人，才具备维护机体健康和对社会、自然环境的良好适应能力；反之，智力低下者，由于无法应对来自社会、自然环境的各种刺激，易使机体的健康遭受损害。

智力评价结果通常用智商表示：

$$智商（IQ）= \frac{智力年龄（MA）}{实足年龄（CA）} \times 100\%$$

智力年龄指智力水平所达到的年龄阶段，由智力开发量表测得。实足年龄指测定时的生物学年龄。因此，智商所反映的是智力高低的相对程度。

3. 情绪和情感 情绪和情感是人对客观事物和对象所持态度在主观上所感受到的体验。只有与人的需要相关的事物，才能引起人的情绪和情感。情绪和情感是十分复杂的心理现象，两者既有联系又有一定的区别。一般认为，情绪是和人的机体需求相联系的，持续时间比较短暂，如饮食、御寒等生理需求，喜悦、愉快、厌恶等亦属于情绪的范畴；而情感则是与社会需求相联系的，持续时间相对较长，如同志感、友谊感、美感、理智感等属于情感的范畴。良好的情绪和情感会使人心情愉快，健康向上；一个人如果长期处于忧愁、焦虑或压抑的情绪状态，将会产生一系列的身心问题。

情绪的改变可以通过一系列的量表来测量与评价，如对抑郁、焦虑、恐惧等情绪现象都有相应的评价量表，可根据具体情况选用。

常用心理测量工具及其适用范围见表 3-1。

表3-1 常用心理测量工具及其适用范围

测量内容	量表名称	适用范围
智力	韦氏智力量表（WPPSI、WISC、WAIS）	分别用于学龄前儿童、学龄儿童和成人，评价生长发育及健康状况
人格	明尼苏达多相人格问卷（MMPI）	综合测量人格结构，适用于临床诊断
	加利福尼亚人格问卷（CPI）	主要调查人的社会适应能力
	艾森克个性问卷（EPQ）	适合于一般个性类型的判断
行为类型	A 型行为模式问卷	用于评测 A 型和 B 型行为类型
情绪	焦虑自评量表（SAS）	适用于情绪评测及患者筛检
	抑郁自评量表（SDS）	适用于对心理健康状况进行综合评测
	90 项症状自评量表（SCL）	

（三）社会学指标

个体的社会状况是衡量其健康水平的重要指标。个体社会状况的评价主要测量个人的人际关系、社会支持以及行为模式。

1. 人际关系 人际关系是人与人之间在社会生活中相互作用而形成的一种极其复杂的关系，也是人们相互之间在心理上的关系或距离。这种关系可以表现为亲密，也可以是疏远和敌对。不同的人际关系会引起不同的情绪表现，进而对个体及群体的身心健康产生影响。

可以通过计算人际关系指数对个体的人际关系状况做出评价，计算方法为：

$$RI = \Sigma R_i T_i$$

式中：RI 为人际关系指数。R_i 表示某种人际关系存在与否（0，1），T_i 则表示该种人际关系的强度。

另外，根据个体的年龄及所处的环境不同，各种关系对其影响程度亦不完全相同，因此，还可以根据各种关系对个体影响的大小，将 R_i 进行加权，求出加权人际关系指数，用 R_{iw} 表示：

$$R_{iw} = \Sigma W_i T_i$$

式中：W_i 为每种关系在个体人际关系中所占的比重。

2. 社会支持 大量研究表明，个体所获得的社会支持的多寡与身心健康有着密切的关系。良好的社会支持有利于身心健康。对处于应激状态下的个体，良好的社会支持不仅可以通过缓冲作用而提供保护，而且对个体保持良好的情绪体验具有重要意义。社会支持评价包括两方面的内容：一是对客观社会支持的评价，二是对社会支持的主观感受或体验程度的评价。

3. 行为模式 指个体为了满足各种生理、社会需求而达到特定目的所表现的特定行为模式。因此，行为模式的形成与个体的社会化过程有紧密关系。由于个体所处的社会环境不同，受到的社会制约程度也不同，使人类的行为模式存在着很大的差异。单就行为模式与健康的关系而言，可分为健康行为模式和不健康行为模式。在不健康行为模式中，最典型的有 A、B 两种行为模式。A 型行为模式的概念最初是由美国学者提出来的，并且设计了"A 型行为模式问卷"。我国学者根据实际情况，对"A 型行为模式问卷"进行了修订。一般认为，A 型行为的特征是：具有很强的时间紧迫感、过分的竞争性和敌意等。许多研究表明，A型行为是心血管疾病的主要危险因素之一。

4. 生活方式　生活方式一般是指人们的物质、文化消费方式。生活方式可从生活丰度、生活频度、生活内容和生活态度等几个方面来评价。

二、群体健康的指标

群体健康状况亦称居民健康状况，是指人群整体的健康水平。研究群体健康状况是社会医学的基本任务。社会医学工作者运用社会医学研究方法，研究和分析群体健康状况及社会因素、自然因素对群体健康的影响，提出改善群体健康状况的目标，以及实现这些目标所要采取的社会医学措施。

健康的人群应该身体发育水平良好，急性传染病发病率、严重危害群体健康的慢性疾病患病率、粗死亡率及婴儿死亡率都比较低，平均期望寿命延长。通常用人口统计指标、疾病统计指标、身体发育统计指标来综合评价群体健康状况。卫生政策、社会经济、卫生服务及卫生行为指标也是评估群体健康状况时需要重点考虑的部分。

（一）人口数量和结构

1. 人口数量　人口数量指标包括人口的绝对数和相对数。人口数是指一定人群中所有个体的总和，通过反映群体规模来描述群体健康状况。人口密度是指单位面积的人口数，描述人口拥挤程度和人口与资源的比例，并与绝对人口数一起反映群体的基本健康状况。人口数量与人口相对资源有关，在人口相对资源充足的情况下，人口越多越好，反之则不利于群体健康。

2. 人口结构　人口结构指不同特征的人口占总人口的百分构成，包括人口性别、年龄、婚姻、职业及文化程度等结构。从卫生服务的角度，人口的性别、年龄结构有重要意义。因为不同性别、不同年龄人口的健康状况及医疗卫生工作的侧重点都不同。从生育角度看，婚姻状况有重要意义。人口职业、文化程度等结构具有社会经济学意义。

性别比例是评价人口性别结构是否平衡的指标，指当女性人口为100时男性的人口数，其计算方法为：

$$人口性别比例 = \frac{男性人口数}{女性人口数} \times 100\%$$

一般国家的人口性别比例为103～107。性别比例平衡是社会安定的基础因素之一，性别比例失调则是滋生社会问题的根源之一。

年龄结构是一定地区、一定时点的各年龄组的人数占总人口数的比例。按照年龄序列进行每岁或每5岁分组计算各组人口构成，以人口金字塔反映人口的年龄结构。

国际上规定，0～14岁为少年儿童人口，15～64岁为劳动人口，65岁及以上为老年人口。65岁及以上老年人口比例大于7%或60岁以上人口比例大于10%，表示进入老龄化社会。欧洲及北美洲早已步入老龄化社会，发展中国家人口多为年轻型，我国已进入老龄化社会。

（二）人口出生及增长指标

1. 出生率　亦称粗出生率，指一定地区一定时期（通常1年）内平均每千人所出生的活产数。

出生率 =（年出生活产婴儿数 / 年平均人口数）×1000‰

出生率是反映人口生育水平的综合指标。生育水平与人口的年龄及性别构成、育龄妇女（15～49岁）比例及其生育率等有直接关系，还受社会经济发展、文化、职业、宗教、传统观念、价值观念、人口政策等多种社会因素的影响。高出生率表明妇女的生育率高，生育间隔短，因而可能导致母婴健康水平较差。了解出生率的动态变化有助于计划生育、妇幼卫生工作。

2. 生育率　　生育率是一组人口生产和再生产指标，反映了妇女的生育强度水平。常用的指标有育龄妇女生育率（一般生育率）、年龄别妇女生育率、总和生育率、终生生育率、粗再生育率、净再生育率等。育龄妇女生育率指一定时期内一定地区（人群）中活产婴儿数与15～49岁育龄妇女数的比值。总和生育率是指各年龄育龄妇女生育率的合计数。育龄妇女生育率和总和生育率是反映妇女生育强度的常用指标。

育龄妇女生育率 =（某年活产数／同年平均育龄妇女数）× 1000‰

总和生育率 = 年龄别生育率之和 × 年龄组组距

3. 人口自然增长率　　人口自然增长率也称为人口净增率，是评价人口数量变化的主要指标。出生率和死亡率之差即为人口自然增长率。一般情况下，出生率高于死亡率，导致人口不断增长，是健康水平良好的标志。而过高的人口自然增长率则是健康水平低下的表现。社会发展到一定的时期，人口自然增长率就会趋向一个较低的稳定水平。

根据对人口出生率与死亡率的长期观察，纵观世界各国人口发展史，发现人口自然增长具有从高出生高死亡向低出生低死亡转变的趋势。这种转变的各个时期显示出不同的人口增长速度及人口再生产类型。

（1）原始人口再生产类型：其特征是极高的死亡率、极高的出生率及极低的人口自然增长率。这种再生产类型处于原始社会及封建社会早期，由于劳动生活条件极差所致。

（2）传统人口再生产类型：其特征是高出生率、高死亡率、低自然增长率。这种人口再生产类型多存在于封建社会后期及资本主义早期。生产力水平有所提高，人们的生产和生活条件有所改善，抗御疾病能力有所提高，死亡和死产率仍高，但略低于出生率，故人口开始缓慢增长。

（3）过渡型人口再生产类型：其特征是高出生率、低死亡率、高自然增长率。此时，生产力水平大幅度提高，容易出现人口快速增加，我国解放初期就属于这种人口再生产类型。

（4）现代人口再生产类型：其特征是低出生率、低死亡率和低人口自然增长率。目前发达国家处于这种人口再生产类型。由于生产力水平进一步提高，社会生产由劳动力数量需求转变为质量和效率的不断提高，人口素质的提高增加了养育的难度，加之生活节奏加快，生活方式及传统观念的转变，使出生率下降，人口自然增长率就降低。

（三）生长、发育统计指标

身体发育水平与特征是人群健康状况的一个重要侧面。利用身体发育统计指标研究社会因素、自然条件、遗传因素对人群健康状况的影响。常用的身体发育统计指标有下列几种。

1. 新生儿低出生体重百分比　　新生儿低出生体重是指出生时体重低于2500 g。新生儿低出生体重可能危及婴儿的存活、生长与发育。新生儿低出生体重百分比是反映居民营养状况和妇幼保健工作水平的重要指标之一。新生儿低出生体重百分比高，表明母亲健康状况不良、生育过密、产前保健不足。

各国新生儿低出生体重百分比不尽相同。据统计，2015年，全世界新生儿低出生体重百分比最高的国家可达28%，最低在2%，我国为5%。

2. 低身高百分比　　低身高指低于同年龄同性别健康儿童身高均值减去2个标准差的数值。判定低身高，可利用本地区、国家或国际所制订的年龄别、性别身高标准。该指标反映出生前后的营养不足的累积作用，以及环境状况差，早期营养不良，亦可反映社区居民的营养状况。

3. 低体重百分比　　低体重指低于同年龄同性别健康儿童体重均值减去2个标准差的数值。

判定低体重，可利用本地区、国家或国际所制订的年龄别、性别体重标准。该指标可反映自出生以来营养不足或慢性营养不良的累积作用，还可反映社区营养状况及食物供应情况。

（四）疾病统计指标

疾病与伤残是反映居民健康状况的一个重要方面。使用不同的疾病统计指标，可从不同的侧面说明疾病在人群中发生、分布的特征，以及对人群健康的危害程度。

1. 疾病发生与存在频度的指标

（1）发病率：指在一定时期内（年、月或周）可能发生疾病的某一人群中新发生疾病的病例数。发病率高的疾病，常用百分率（%）或千分率（‰）表示（如某些传染病）；发病率低的疾病，常用 1/万或 1/10 万表示（如恶性肿瘤等）。发病率资料可从疾病登记报告中获得。

（2）患病率：指在一定时期内，人群中某种疾病患者（包括新旧病例）所占的比例。患病率资料可以通过居民调查或社区卫生状况监测的方式收集。

2. 疾病构成与顺位

（1）疾病构成：指在观察期间内，人群中某种疾病在总病例数中所占的比例。通常按年龄、性别分组计算疾病构成，以分析不同特征人群的患病或发病特点。

（2）疾病顺位：按疾病种类或系统，依据构成比的大小排出顺序。

3. 疾病严重程度评价指标 评价疾病严重程度的指标主要有：病死率、因病休工（学）日数、因病卧床日数、治愈率、生存率等。病死率指某病患者中因该病而死亡的比例，常用百分率表示。因某病休工、休学或卧床日数反映了疾病的严重程度及对机体活动能力的影响程度。治愈率及生存率反映疾病的疗效及对生命的威胁程度。

（五）人口死亡评价指标

1. 死亡率 亦称普通死亡率或粗死亡率，是指一定时期内每千人口中的死亡数，表示一个国家或地区在一定时期内人口的死亡频度。

$$死亡率 = \frac{一年内死亡人数}{年平均人口数} \times 1000‰$$

人口死亡水平的高低与社会生活条件、医疗卫生服务质量及人口年龄结构等因素有密切关系。20 世纪 50 年代，发达国家死亡率普遍低于发展中国家。到 21 世纪初，发展中国家由于社会经济的发展及医疗卫生条件的改善，死亡率明显下降；而发达国家由于人口老龄化，死亡率下降不明显，有的国家甚至死亡率略为升高，以致出现发达国家死亡率高于某些发展中国家的现象。

死亡率的高低受人口年龄构成的影响甚大。老人、婴儿死亡率高，幼儿、少年和青年死亡率低。当老人和婴儿占总人口比重大时，死亡率就会相对增高。在分析不同地区死亡率时，须特别注意这个问题。必要时，可按标准人口构成计算标准化死亡率。

2. 年龄别死亡率 年龄别死亡率有其自身规律，婴儿死亡率高，幼儿死亡率迅速下降，10～15 岁最低，青年期较平稳，壮年期以后逐渐升高。婴幼儿死亡率经努力比较容易下降，而老年死亡率下降难度大。低年龄死亡是健康水平低下的表现。年龄别死亡率不受人口年龄构成的影响，不同地区同一年龄组的死亡率可直接进行比较。通过对年龄别死亡率的对比分析，可找出卫生工作的重点人群。

3. 婴儿死亡率 指出生后第一年内婴儿死亡数与同年活产数的比值，以千分率表示。这是个敏感、综合的指标，不仅可反映影响婴儿健康的卫生问题，而且也反映母亲的健康状况、产前和产后的保健水平、婴儿保健水平和环境卫生状况等。生活水平的提高、环境卫生条件的改善、良好的医疗卫生保健服务等可以稳步降低婴儿死亡率。婴儿死亡率的下降与众多社会经济因素有关，很少是单一社会措施作用的结果。婴儿死亡率是评价人群健康状况常用的指标，也是评价社会经济发展和人口生活质量的一个重要指标。

4．新生儿死亡率　是出生后 28 天内的婴儿死亡数与同年活产数的比值，用千分率表示。婴儿愈是幼小，死亡率愈高。20 世纪 60 年代，新生儿死亡占婴儿死亡总数的 30% ～ 50%，而死于出生后不满 7 天者（早期新生儿）占新生儿死亡总数的 50%。随着社会经济和卫生事业的迅速发展，新生儿死亡率有了大幅度下降。从全球来看，1960 年新生儿死亡率为 36.7‰，到 2018 年下降为 17.7‰。新生儿死亡率高低与围生期保健密切相关。

5．围生儿死亡率　围生儿指妊娠满 28 周的胎儿到出生后不满 7 天的新生儿。围生儿死亡率指围生儿死亡数与同年活产数及妊娠 28 周以上的死胎、死产数之和的比值，用千分率表示，是妇幼保健尤其是围生期保健的重要评价指标。

6．5 岁以下儿童死亡率　指 5 岁以下儿童死亡数与同年活产数之比，以千分率表示。这是近几年来世界卫生组织（WHO）和儿童基金会用来评价儿童健康状况的常用指标。联合国有关机构认为 5 岁以下儿童死亡率是衡量整个社会发展的最佳单一指标。5 岁以下儿童死亡率高，反映了母亲在围生期所处的不良卫生条件以及有害环境因素对婴幼儿的影响。

7．孕产妇死亡率　指每 10 万活产中孕产妇自怀孕期至产后 42 天之内由于怀孕、分娩及并发症造成的孕产妇死亡人数。孕产妇死亡率反映妇女怀孕和分娩期的危险性的程度。孕产妇死亡率的高低，受到社会经济状况、妇女怀孕前的健康状况、怀孕期和分娩期的各种合并症、有无卫生保健设施及围生期保健利用等因素的影响。

8．平均期望寿命　又称预期寿命，某一年龄的期望寿命是根据一个国家或地区的一般死亡率估计该年龄的人能够存活的平均年数。该指标一般利用年龄别死亡率，通过寿命表法计算。寿命表中各项指标均依据年龄别死亡率计算而得，不受人口年龄构成的影响，各地区平均期望寿命可直接比较。平均期望寿命是评价人群健康状况、社会经济发展和人民生活质量的一个重要指标。

9．死因别死亡率　死亡率分析的重点是死因分析。死因别死亡率是死因分析的重要指标，能较准确地反映各类疾病对人群健康的危害程度。为排除年龄、性别构成对死因别死亡率的影响，必要时可计算分年龄、性别的死因别死亡率，或计算标准化死因别死亡率。

10．死因构成比和死因顺位　指因各种疾病死亡的人数占总死亡人数的比重。该指标能反映某人群的主要死亡原因。根据不同顺位的死因，明确不同时期需重点防治的疾病。

（六）群体健康状况新指标

传统指标只是从死亡、疾病、发育等各个侧面评价人群健康状况，由于社会经济的发展，医疗保健措施日趋完善，人群健康状况有了根本的改善和提高，死亡与寿命已达到比较稳定的水平。传统的生命统计指标对反映目前人群健康状况变化的敏感性有所降低。为补充传统生命统计指标的不足，力求反映不断变化的、更深层次的人群健康状况，一些新的评价指标由此应运而生。

1．减寿人年数　减寿人年数（potential years of life lost，PYLL）亦称死亡损失健康生命年，指某一人群在一定时间内（通常为 1 年），在目标生存年龄（通常为 70 岁或出生期望寿命）内提前死亡而使寿命损失的总人年数。该指标主要用于比较特定人群中不同死因的分析，反映某死因对一定年龄的人群寿命损失和危害程度。它对死者的年龄给予相应的权重，做出定量计算，死亡时间越早，PYLL 值就越大，突出了过早死亡的危害程度。

2．无残疾期望寿命　期望寿命是以死亡作为观察终点，而无残疾期望寿命（life expectancy free of disability，LEFD）则以残疾作为观察终点。这是寿命表方法用于功能状态的研究。运用寿命表的计算原理，扣除处于残疾状态下所耗的平均期望寿命，可得出无残疾状态的期望寿命。LEFD 是质量较高的生命过程，能更好地反映社会经济发展和人民生活质量的综合水平。

3．健康期望寿命　健康期望寿命（healthy life expectancy，HALE）指扣除了死亡和伤残影响之后的平均期望寿命，即为"完全健康期望寿命"。健康期望寿命不仅能客观地反映人群生命质量，亦有助于卫生政策与卫生规划的制定。随着时代的发展，在《2001 年世界卫生报告》中，WHO 将健康调整期望寿命确定为衡量人群的生命质量指标，HALE 考虑了人群由于疾病或者伤残状况而导致的非健康生存状态，并通过权重调整计算健康期望寿命，从而对生命质量予以评价。

4．伤残调整生存年　伤残调整生存年（disability adjusted life year，DALY）指疾病死亡损失健康生命年与疾病伤残（残疾）损失健康生命年相结合的综合性指标。某一人群的 DALY 将该人群的死亡损失健康生命年（years of life lost，YLLs）和伤残损失健康生命年（years lived with disability，YLDs）进行综合计算，再以生命年的年龄相对值（年龄权数）和时间相对值（贴现率）进行加权调整。

DALY 是生命数量和质量以时间为单位的综合指标，该指标可较好地评价疾病负担；也可评价卫生规划及其实施效果等，而且 DALY 对不同社区、不同国家和不同种族均有可比性。一些学者认为，DALY 是一种合理的人群健康状况评价指标，适用于评价疾病负担。

5．生命素质指数　生命素质指数（physical quality of life index，PQLI）主要用于评价人口的综合素质，同时也是一个综合的健康评价指标，由婴儿死亡率、1 岁组平均期望寿命和 15 岁及以上人口识字率等指标计算而成。PQLI 数值范围在 0 ～ 100 之间，PQLI 值愈大，表明人口素质愈好。人口素质评价标准为：PQLI 小于 60 为低素质人口，PQLI 在 60 ～ 80 之间为中素质人口，PQLI 在 80 及以上为高素质人口。PQLI 对评价发展中国家的人口素质较为敏感，而对发达国家不同地区进行比较时难以取得相同的效果。

6．社会卫生综合评价指标　美国社会卫生协会（American social health association，ASHA）提出的衡量社会卫生发展的综合指标，能反映人口的社会状态、文化状态、人口变化状态及身体素质状况，是评价人口健康状况的综合指标。计算公式如下：

$$社会卫生综合评价指标 = \frac{成人识字率 \times 就业率 \times 人均国民生产总值 \times 平均期望寿命}{出生率 \times 婴儿死亡率}$$

传统的生命统计指标在评价人群健康状况、卫生工作效果、指导卫生工作、制定卫生政策与卫生规划等方面起到了非常重要的作用。新的评价指标的不断出现，并不意味着否定传统的生命统计指标的价值。在今后相当长的时间内，这些指标对卫生工作仍然具有非常重要的作用和价值。

（七）卫生政策指标

卫生政策是影响健康十分重要的因素。卫生政策可影响卫生体制、医疗保健制度、卫生资源的分配、社会对卫生的参与程度等多个方面。国家的卫生政策及有关法律、条例是发展卫生事业、提高社会卫生水平的指导性文件，也是反映一个国家和地区是否重视社会卫生的依据。评价卫生政策的主要指标有如下几方面。

1．各级政府及其领导对人民健康的政治承诺　包括改善社会卫生状况的法律、法规、条例等。

2．资源分配

（1）卫生总费用占国内生产总值（GDP）的比例。

（2）卫生资源用于初级卫生保健的比例。

（八）社会经济指标

1．经济指标

（1）人均国民生产总值（GNP per capita）及人均国内生产总值（GDP per capita）：反映国家经济发展水平。

（2）人均收入（income per capita）：反映城乡居民的实际经济水平。

（3）劳动人口就业率及劳动人口失业（待业或下岗）率：反映国家经济发展水平和工业化程度，亦反映劳动人口潜在能力和社会安定程度。

2．社会指标

（1）人口统计指标：①人口自然增长率：反映人口再生产的规模和速度，对社会经济发展起促进或延缓的作用；人口每增长 1%，消耗国民生产总值 4%；人口迅速增长往往会引发失业、贫穷、营养不良、文盲人数增加、住房拥挤、能源短缺以及人群健康状况下降等问题；②人口负担系数：亦称抚养比，指非劳动年龄人口与劳动年龄人口的比例；国际通用 0～14 岁和 65 岁及以上为非劳动年龄人口，15～64 岁为劳动年龄人口；人口负担系数是反映劳动人口负担程度的指标，该系数越大，表明被赡养人口比重越大，社会负担越重，对社会卫生状况的影响越明显。

（2）成人识字率：指 15 岁以上人口能读、写的人数的百分比，对社会卫生状况来说，妇女识字率具有特别重要的意义。

（3）人均居住面积。

（九）卫生服务指标

1．安全饮用水普及率　安全饮用水指感观性状良好、无毒无害、安全的饮用水。

2．妇幼保健指标　包括易感儿童主要传染病的免疫接种覆盖率、新法接生率、产前检查率、住院分娩率、新生儿产后访视率、儿童定期体检率、已婚妇女婚前体检率和已婚妇女节育率等。

3．医疗服务需要量　主要有两周患病率、因病卧床日数、休工日数和休学日数等指标。

4．医疗质量　常用的有误诊率、漏诊率、医疗差错率及事故发生率等。

（十）卫生资源指标

1．每千人口拥有医师、医士、护士和其他卫生人员的数量。

2．每千农村人口拥有乡村医生、卫生员、经培训的接生员的数量。

3．每千人口拥有的病床数。

4．各类医疗卫生机构具有的万元以上的设备数量等。

（十一）卫生行为指标

1．吸烟指标常用每千人口中吸烟人数及吸烟者每日平均吸烟量等。

2．饮（酗）酒指标常用每千人口中饮（酗）酒人数、饮（酗）酒者每日平均饮酒量以及人均酒精消耗量等。

3．每万人口吸毒人数。

4．每万人口患性病人数。

5．刑事犯人中因酗酒、吸毒、性乱（卖淫嫖娼）罪所占百分比。

第三节　评价社会卫生状况的资料来源和方法

一、常规统计资料

(一)世界卫生状况常规统计资料

1.《世界卫生报告》(World Health Report)　世界卫生组织的主要出版物,于1995年开始出版发行,对全球卫生状况做出评估。主要内容有:政治形势、经济状况、人口状况、教育、环境与住房、食物供应与营养、卫生资源、与人群健康有关的不良行为、严重危害人群健康疾病的现状和防治情况,并附有各国社会卫生状况的统计指标。每年,《世界卫生报告》都选定一个特定主题为报告重点,如2000年的主题为卫生体制,2006年的主题为卫生人力,2008年的主题为初级卫生保健,2010年的主题为卫生系统筹资,2013年的主题为全民健康覆盖。

2.《世界儿童状况》(The State of the World's Children)　联合国儿童基金会的年度旗舰出版物,主要内容有世界各国与儿童健康状况有关的社会卫生状况统计资料,包括基本指标、营养状况、卫生状况、教育状况、妇女状况、人口统计指标、经济指标及某些统计指标的改善情况。除此之外,还有重点关注的儿童卫生问题。2017年,《世界儿童状况》报告探讨了数字技术如何改变儿童的生活,呼吁各界采取行动使儿童免受互联世界的伤害,并抓住机遇使每个儿童从数字技术中受益。

3.《人口年鉴》(Demographic Yearbook)　联合国年度出版物,于1948年开始出版发行,是由联合国统计司收集、汇编和传播的关于各种专题的官方人口和社会统计数据。每年联合国统计司向全世界230多个国家统计局发出调查问卷收集数据,年鉴内容包括世界人口概况、出生、胎儿死亡、合法的人工流产、婴儿和孕产妇死亡、总死亡状况及婚姻状况等。

4.《世界卫生统计年鉴》(World Health Statistics Annual)　世界卫生组织年度出版物,根据194个成员国最新卫生统计数据整理。主要内容为世界各国及各地区生命统计资料,包括人口、出生、死亡、寿命和死亡原因等。每年报告关注一个特定主题,如2019年主要关注两性的健康差异,并引发关于"女性寿命长于男性"的讨论等。

5.《世界卫生统计季刊》(World Health Statistics Quarterly Yearbook)　世界卫生组织季度出版物,主要内容包括卫生评价方法、疾病预防与控制、人群健康、卫生资源、卫生费用与筹资、卫生保健等。

6.《世界人口状况》(The State of World Population)　联合国人口基金会(UNFPA)年度旗舰报告。报告呼吁世界关注人口问题。2017年《世界人口状况》聚焦不平等对贫困人群生殖健康与权利的影响。2018年报告强调人们应享有自由选择的生殖权利。2019年报告提出人人拥有生殖权利和选择的需求仍是未竟的事业。

7.《世界发展报告》(World Development Report)　世界银行出版物,每年一刊,各年内容不一,总是选择一个对全球发展至关重要的问题作为主题。2019年,《世界发展报告》探讨机器人数量的增加对生产力及劳动力市场的影响。报告提出,目前全世界20亿人在非正规部门就业,没有稳定工资收入、社会福利或教育权益的保护,新工作模式会加剧这种在技术革新之前就出现的困境。各国政府应为其公民提供最低程度的生活保障,如中国正在扩大覆盖范围的农村养老保险。

8.《世界人口数据表》(World Population Data Sheet)　由美国人口咨询局编制,每年一份。该表包括世界200多个国家和地区的20余项指标:年中人口数、出生率、死亡率、自然增长率、净人口迁移率、预测人口、婴儿死亡率、总和生育率、15 岁以下及 65 岁以上人口百分比、出生预期寿命、城市人口、15 ～ 49 岁已婚妇女避孕率、人口密度、按购买力平价计算的人均国民总收入、二氧化碳排放量等。中国人口与发展研究中心于1990 年开始编译，并在中国出版。

9.《亚太地区人口数据表》（**ESCAP Population Data Sheet**）　由亚太经合组织社会人口处编制，每年一份，数据表包括一系列人口动态的关键指标，包括国家和地方的人口规模和增长率、生育率、预期寿命和年龄结构，成为人口与发展领域的研究人员、决策者和其他利益相关方的有用工具。

（二）中国卫生状况常规统计资料

1.《中国卫生健康统计年鉴》　原名《中国卫生与计划生育统计年鉴》，由国家卫生健康委员会编制，中国协和医科大学出版社每年出版，反映了全国（不含港、澳、台数据）卫生健康事业发展情况和居民健康状况，及历史重要年份的全国统计数据。主要内容有：医疗卫生机构、卫生人员、卫生设施、卫生经费、医疗服务、基层医疗卫生服务、中医药服务、妇幼保健与计划生育、人民健康水平、疾病控制与公共卫生、居民病伤死亡原因、食品安全与卫生健康监督、医疗保障、人口指标，另附主要社会经济指标、世界各国卫生状况。

2.《中国统计年鉴》　本年鉴由国家统计局编写，中国统计出版社每年出版，收录了全国和各省（自治区、直辖市）经济、社会各方面的统计数据，以及多个重要历史年份和近年全国主要统计数据，全面反映了我国经济和社会发展情况。主要内容有：人口、国民经济核算、就业和工资、价格、人民生活、财政、资源和环境、能源、农业、工业、建筑业、科学技术、教育、卫生和社会服务、文化和体育、公共管理社会保障和社会组织、城市农村和区域发展、港澳台主要社会经济指标等，附录包含国际主要社会经济指标。

3.《中国人口和就业统计年鉴》　原名《中国人口统计年鉴》，由国家统计局人口和就业统计司编制，中国统计出版社每年出版，全面反映我国人口和就业状况，收集了全国和各省、自治区、直辖市人口就业统计的主要数据。主要内容包括：综合数据、全国人口变动情况抽样调查数据、劳动力抽样调查主要数据、城镇单位就业人员统计数据、全国户籍统计人口数据、全国计划生育统计人口数据、世界部分国家及地区人口和就业统计数据、人口变动和劳动力调查制度说明及主要统计指标解释等。

4.《中国环境年鉴》　本杂志由国家环境保护部主办，中国环境年鉴社编辑、出版，自1990 年创刊以来，每年出版一卷，是我国环境保护事业年度信息、资料、史实的总汇。主要内容有：重要法律法规、经济社会与环境公报、全国人大环境与资源保护委员会工作、全国政协人口资源环境委员会工作、环境影响评价、环境监测、水环境管理、大气环境管理、土壤环境管理、自然生态保护、核与辐射安全监管、环境保护督察、环境执法、环境应急管理、国际合作与交流、全国污染源普查、部门与行业环境保护、省（自治区、直辖市）环境保护、重点城市环境保护、环境统计表、环境保护大事记等。

5.《中国人口数据表》　本表由中国人口与发展研究中心于 1988 年开始编制与出版。本表根据《中国统计年鉴》《中国卫生健康统计年鉴》等资料，从中抽取与人口和计划生育有关的20 余项指标编辑成表。主要内容有：年末总人口、城镇人口、乡村人口、出生人口、出生率、死亡率、自然增长率、总和生育率、出生人口性别比、人口年龄构成、老年人口、平均受教育年限、文盲率、平均预期寿命、围生儿死亡率、已婚育龄妇女领取独生子女证人数、人均国内生产总值、城镇居民人均可支配收入、农村居民人均纯收入、城乡居民储蓄存款余额、全国历年人口数、地级及县级城市人口、暂住人口分省情况以及部分港、澳、台地区人口数据。

二、监测资料

1.《全球监测报告》（Global Monitoring Report） 本报告由世界银行与国际货币基金组织共同编制，分析了在实现千年发展目标方面取得进展所需的政策和参与机构，自 2006 年以来每年出版，于 2016 年停止。每年针对一个主题进行报告，2013 年的主题是"农村 - 城市动态与千年发展目标"，深入分析城市化作为减贫和推动千年发展目标进展的力量，强调需要做出努力加快改善农村和城市地区贫困人口生活。2014 年的主题为"消除贫困，共享繁荣"，该主题为世界银行的双重目标，报告介绍了达成双重目标的挑战，以及千年发展目标进展的最新情况。2015 年为千年发展目标的最后一年，全球监测报告的主题为"人口变化时代的发展目标"，报告详述了世界在实现全球发展目标方面取得的进展，并分析了人口变化对实现这些目标的影响。

2.《全国细菌耐药监测报告》 本报告由国家卫生健康委员会合理用药专家委员会与全国细菌耐药监测网编制，每年发布。报告包含 1400 余家全国细菌耐药监测网成员单位的上报数据，按全国及各省、自治区及直辖市进行分析。主要内容有：主要致病菌检出率、主要致病菌耐药率、临床常见耐药细菌的比较分析、重要耐药细菌的变迁分析等。

3.《全国法定传染病疫情报告》 本报告由国家疾病预防控制中心编制，定期发布月度数据与年度数据。主要内容为：甲类、乙类、丙类传染病的报告发病率与报告死亡率，以及报告发病数居前 5 位的病种、报告死亡数居前 5 位的病种，肠道传染病、呼吸道传染病、自然疫源及虫媒传染病、血源及性传播传染病的报告发病率与报告死亡率等。

4.《中国肿瘤登记年报》 由国家癌症中心撰写，以论文形式发表于期刊，每年题目稍有不同。汇总分析各省肿瘤登记报告的恶性肿瘤数据，按地区（城乡）、性别、年龄别及不同肿瘤的发病率和死亡率分层，结合全国人口数据，估算全国恶性肿瘤发病、死亡数。癌症监测信息一般滞后 4 年，2019 年发表《2015 年中国恶性肿瘤流行情况分析》，2018 年发表《2014 年度中国癌症发病和死亡情况》等。主要内容有：新发恶性肿瘤病例数、全国恶性肿瘤发病率、城市 / 农村地区发病率、城市 / 农村地区死亡率、常见恶性肿瘤、主要肿瘤死因等。

5.《中国流动人口动态监测数据》 由国家卫生健康委员会流动人口服务中心主办，自 2009 年起每年一度大规模全国性流动人口抽样调查数据，覆盖全国（不含港、澳、台数据）各省（自治区、直辖市）和新疆生产建设兵团中流动人口较为集中的流入地，每年样本量近 20 万户，内容涉及流动人口及家庭成员基本信息、流动范围和趋向、就业和社会保障、收支和居住、基本公共卫生服务、婚育和计划生育服务管理、子女流动和教育、心理文化等。此外还包括流动人口社会融合与心理健康专题调查、流出地卫生计生服务专题调查、流动老人医疗卫生服务专题调查等。

6.《中国成人慢性病与营养监测》 前身为《中国慢性病及其危险因素监测》与《中国居民营养与健康状况监测》。2014 年在国家卫生和计划生育委员会疾病预防控制局的领导下，中国疾病预防控制中心对其原有慢性病及其危险因素监测、营养与健康状况监测进行了整合及扩展，建立了适合国情的慢性病及危险因素和营养监测系统。中国成人慢性病与营养监测是该系统最重要的一项工作，每 3 年开展一次现场调查。2015 年发布《中国居民营养与慢性病状况报告》，主要内容为：居民膳食状况、体格发育与营养状况、慢性病死亡状况、重点慢性病发病及患病情况、慢性病相关危险因素等。

三、专项调查资料

1.《全球结核病报告》（Global Tuberculosis Report） 世界卫生组织年度出版物，于 1997 年开始发布，旨在以全球结核病战略目标以及更广泛的发展目标为背景，在全球、区域和国家层面对结核病流行状况和防治工作进展情况进行最新的全面评估。主要内容有：全球结核病疾病负担、结核病/耐药结核病的诊断与治疗、结核病卫生服务筹资、结核病的全民健康覆盖、社会保护与社会决定因素等。

2.《联合国艾滋病规划署数据》（UNAIDS Data）　由联合国艾滋病规划署（UNAIDS）编制，于1990年开始发布，每年出版。报告展示了全球应对艾滋病的最新成果，综合了艾滋病规划署收集、分析和完善的大量数据。报告内容有：全球及各地区艾滋病流行数据、研究方法，并有不同国家的资料表等。

3.《全国结核病流行病学抽样调查报告》　由中国疾病预防控制中心结核病预防控制中心主办，分别于1979年、1984—1985年、1990年、2000年与2010年进行了五次调查。报告摸清了当时我国结核病感染、患病和死亡等流行病学特点和趋势，同时也对全国结核病防治规划的实施状况进行了评价，并依据调查结果和全国结核病防治工作现状，制定了下一阶段的全国结核病防治工作规划。报告主要内容包括：结核病患病情况、肺结核患者耐药情况、主要防治措施实施情况、肺结核患者的人口社会经济特征、公众结核病知识知晓情况等。

4.《中国艾滋病疫情评估报告》　由中国疾病预防控制中心、联合国艾滋病规划署与世界卫生组织共同编制，于2005年开始每两年发布一次，反映中国艾滋病疫情的最新情况，制订并开展有针对性的综合防治措施。报告采用WHO和UNAIDS推荐的符合中国艾滋病流行特点的Workbook模型作为基本方法，对中国艾滋病新发感染及死亡人数进行了估计。主要内容有：现存活HIV/AIDS及死亡人数估计、估计现存活HIV/AIDS传播途径构成、现存活艾滋病患者人数估计、新发感染人数估计、中国艾滋病流行特点等。

5.《中国健康与营养调查》　由中国疾病预防控制中心与美国北卡罗来纳大学人口研究中心、美国国家营养与食物安全研究所合作开展的调查项目。该调查旨在检验健康、营养和计划生育政策的影响以及研究中国社会经济的转变如何作用于整个人口健康和营养状况。项目开始于1989年，分别于1989年、1991年、1993年、1997年、2000年、2004年、2006年、2009年、2011年、2015年与2018年进行了追踪调查。该调查采用多阶段整群抽样的方法，最新的调查范围涉及北京、重庆、广西、贵州、黑龙江、河南、湖北、湖南、江苏、辽宁、陕西、山东、上海、云南和浙江等省（自治区、直辖市），调查内容涉及住户、营养、健康、成人、儿童、社区等。调查建立了中国居民膳食结构和营养状况变迁的基础性数据库，分析了经济高速增长时期我国居民的膳食结构、营养和健康状况、卫生服务需求的长期变化趋势及其主要的影响因素，发现居民膳食结构、营养状况和体力活动水平的变化对其健康状况的影响，研究经济发展对居民膳食结构和营养状况的长期作用，为国家食物与营养发展纲要的制定、《中国居民膳食指南》和《中国居民膳食营养素参考摄入量》的修订，以及营养规划和营养法规的制定提供了科学依据。

6.《国家卫生服务调查》　由国家卫生健康委员会统计信息中心组织，于1993年开始，每五年在全国范围内开展一次，是我国规模最大的居民健康询问调查，通过深入住户家中全面获取居民健康状况、卫生服务需求及利用信息。2018年调查涉及全国31个省、156个县（市区）、780个乡镇（街道）、1560个行政村（居委会）、93 600户居民（约30万人口）。《国家卫生服务调查分析报告》是调查的主要成果，通过分析居民卫生服务需要、需求、利用、费用以及对医疗服务的满意度等信息，客观评价了卫生改革与发展对提高居民基本医疗保障和改善卫生服务利用及就医经济负担产生的影响。

7.《中国健康与养老追踪调查》（China Health and Retirement Longitudinal Study，CHARLS）　由北京大学国家发展研究院主持、北京大学中国社会科学调查中心与北京大学团委共同执行的大型跨学科调查项目，旨在收集中国45岁及以上中老年人家庭和个人的高质量微观数据，用以分析我国人口老龄化问题，推动老龄化问题的跨学科研究，为制定和完善我国相关政策提供更加科学的基础。全国基线调查于 2011 年开展，每两年追踪一次，结束调查一年后，将数据对学术界免费公开。曾于 2011 年、2013 年、2014 年和 2015 年分别在全国 28 个省（自治区、直辖市）的 150 个县、450 个社区（村）开展调查访问，至 2015 年全国追访时，其样本已覆盖总计 1.24 万户家庭中的 2.3 万名受访者。CHARLS 问卷内容包括：个人基本信息、家庭结构和经济支持、健康状况、体格测量、医疗服务利用和医疗保险、工作、退休和养老金、收入、消费、资产，以及社区基本情况等。

第四节　世界卫生状况

一、社会经济状况

过去 50 年，全世界在社会经济领域中取得的巨大成就，在发达国家表现得尤为突出。国内生产总值增长了将近 6 倍，出口增长了将近 20 倍。人类贫困状况有了大幅度的改善。进一步扩大了安全饮用水、卫生设施和医疗卫生服务的覆盖面。在 20 世纪 70 年代中期，发展中国家只有 38% 的人口获得安全饮用水，30% 的人口获得卫生设施。到 20 世纪 80 年代，安全饮用水的覆盖率在城市达 75%，在农村为 46%；城市卫生设施的覆盖率达 60%，农村达 31%。到 2015 年，安全饮用水的覆盖率达到 91%，卫生设施的覆盖率达到 68%。同时，各国卫生服务系统的建立及其覆盖面的不断扩大，对人类健康状况的改善也起到了巨大的推动作用。由于各国政府不断致力于推广和普及教育，使人口的受教育程度有了明显的提高。世界各地区的成人识字率已从 1970 年的不足 50% 增至 2015 年的 86%；2015 年发达国家的成人识字率已达到 99%，发展中国家也提高到 83%。儿童入学率从不足 50% 增至 90% 以上。

尽管全球已在社会、经济领域取得了辉煌的成就，但随着旧的国际秩序被打破，在全球政治格局多极化及全球经济一体化进程不断加剧的过程中，又出现了许多新的问题。其中一个突出的问题是各国经济发展水平之间的差距进一步拉大。1965 年，西方工业化七国的人均收入是当时世界最不发达七国人均收入的 20 倍；1995 年，这一差距已至少扩大了 50 倍，世界人均国民生产总值为 4880 美元，发达国家人均国民生产总值为 18295 美元，而发展中国家人均国民生产总值为 1240 美元，最不发达国家为 215 美元；2018 年，世界人均国民生产总值为 17903 美元，发达国家人均国民生产总值约为 44000 美元，而发展中国家人均国民生产总值为 7271 美元，最不发达国家为 740 美元。

伴随着国家间收入差距拉大而出现的各国收入分配不均等现象的进一步加剧，人类贫富差距正日益扩大。目前占世界总人口 20% 的最富有人群享有了全球 86% 的商品和服务。因此，在已经取得的经济成就的基础上，如何使贫困、社会地位低下的人们更均等地分享这些社会经济的巨大进步所带来的收益，并将这种收益平等地扩大到对健康的改善上，已成为摆在人类面前的一个重要挑战。

经济发展一方面有助于改善人类的健康，另一方面又会给人类带来许多新的健康问题。由于过去人们一味地追求经济发展而带来的环境污染，以及人类自身对生存环境的破坏，无疑最终要殃及人类自身的健康和生存环境。社会的日趋现代化及高度物质文明所导致的"富裕病"，对人类健康的危害正呈现不断加剧的态势。因此，在新世纪有必要重新思考发展的策略，改变那种只将经济增长视为发展，而忽视人类自身素质全面发展的片面做法。

二、人口状况

世界人口从缓慢发展到快速增长经历了相当漫长的历史时期。人口的增长速度正在不断加快，1800 年全球人口为 10 亿，1930 年为 20 亿，1960 年为 30 亿，1974 年为 40 亿，至 1987

年达到 50 亿。至 2017 年，全球每秒净增约 4 人，每天净增 23.6 万人，每年净增 8600 万人。2017 年世界人口已超过 75 亿。预计到 2025 年，世界人口将达 89 亿。由于人口数量还在不断地增加，尽管增长率在下降，但是人口增长过快还是当前全世界所面临的重大社会问题。人口过快的增长导致就业、教育、营养、医疗卫生服务等需求得不到满足的人群不断增加。

世界人口分布很不均衡。发达国家人口不足世界人口的 20%，超过 80% 的人口生活在发展中国家。发展中国家人口在全世界的比例呈逐年增加的趋势；从人群的分布可以发现，全世界半数以上的人口居住在亚洲，其所占比例呈上升趋势；而欧洲、北美洲的人口比例则正在下降。

伴随人口增长和健康状况改善而出现的另一个问题是人口的老龄化。2018 年，全球 65 岁及以上老年人口增加到 6.7 亿，占总人口数的 8.9%。联合国预计，全球 65 岁以上老人的比例在 2050 年时将上升至 16%。人口老龄化是卫生需求增加及卫生费用增长的重要原因。

人口城市化是社会经济、文化发展的必然结果，也是衡量一个社会文明进步程度的重要指标。近 100 多年来，城市人口所占的比重呈迅速上升趋势。在 1800 年，城市人口不足世界人口的 3%；2002 年为 47%；2007 年，城市人口首次超过农村人口；至 2018 年，城市人口的比例已超过 55%；预计到 2050 年，城市人口占世界人口的比例将达到 70%。城市的发展给人类带来了双重前景：一方面，它给人类带来了无与伦比的发展契机；另一方面，城市化给经济、交通、能源、就业、环境、卫生服务等方面带来了巨大压力，引发了诸多卫生问题。

三、卫生服务

不同国家在卫生资源的拥有量、资源的分配格局以及卫生服务的利用情况等方面也存在着很大的差别。发达国家的医疗保险覆盖面广，保障程度高，公共筹资占卫生费用的比重较高，积极发挥市场竞争机制的优势，使私有部门在卫生服务供给方面发挥了重要的作用。上述因素的综合作用使得这些国家的卫生服务需求和供给有了显著增加。发展中国家大多实行国家资助和自费医疗相结合的医疗保健制度。由于国家的财力不足以及公共筹资占卫生费用的比重较低，使得卫生服务的水平较低，同时人们对卫生服务的利用率也较低。

卫生服务的不公平现象广泛存在。卫生人力资源分布不均既是不公平现象的表现，又是造成卫生服务利用不公平的原因。2015 年，冰岛每千人口有 3.8 名内科医生和 15.2 名护士，而塞内加尔每千人口中仅有 0.1 名内科医生和 0.3 名护士。

卫生资源的城乡分布不均衡现象在世界各国普遍存在，发展中国家尤其如此。城市医院消耗了大部分卫生资源，拥有最昂贵、最先进的设备和大批训练有素的专科医生。

四、卫生行为

(一) 吸烟

烟草业在几乎所有国家的经济中都扮演着十分重要的角色，成为政府收入的一个重要来源。巨大的经济利益推动着烟草制造商们不断拓宽烟草消费市场。因此，吸烟在世界各国已成为一种非常普遍的现象。人们只重视烟草业带来的巨大经济利益，而忽视了由于它的消费而导致的健康损害以及由此造成的巨大经济损失。吸烟可引起癌症、心脑血管疾病、慢性支气管炎和肺气肿等多种疾病。同时，它还严重污染环境并威胁周围不吸烟者的身体健康。因此，吸烟被世界卫生组织称为严重威胁人类健康的瘟疫。

20 世纪 70 年代，亚洲国家 80% 的成年男性平均每日吸 15 支烟，成年女性的吸烟率为 10% ～ 15%。有相当多的吸烟者是从青少年时期开始的。在北美，20% ～ 30% 的年轻人吸烟。近几十年来，由于各国大力加强宣传教育，发达国家的人均烟草消费正在缓慢下降。相反，发展中国家的吸烟人数却大量增加，每年上升 3.4%。据 WHO 估计，目前全世界每年死于吸烟的人数达 600 万，主要死于肺癌和循环系统疾病。到 2030 年，预计死亡人数将增加到 1000 万，其中 700 万死亡将发生在发展中国家。尽管世界各国已对吸烟问题采取了许多措施，但总体收效不大。因此开展戒烟运动，降低对人类健康的损害，是一个长期有待解决的问题。

（二）酗酒

长期大量饮酒，会对人体的大脑、神经、心脏、肝等器官造成不同程度的损害。酗酒不仅损害人类自身的生理功能，而且还对心理、社会功能造成重大的损害。酗酒越来越多地与暴力犯罪、儿童虐待、自杀、他杀、交通事故、离婚率等各种家庭和社会问题相关联，并可造成各种不幸和灾难。酒后驾车极易导致交通事故，酒精依赖症目前已影响了大约 1.4 亿人口。因此，酒精消费及由此造成的问题，已对人类的健康和生命构成了严重威胁，并成为当今世界的又一项主要公共卫生问题。

（三）药物滥用

吸毒是目前世界各国普遍存在的一种社会病，能引起严重的健康和社会问题。其所带来的主要健康问题是增大了感染各种疾病的风险，导致暴力的发生及艾滋病等。

通过静脉注射兴奋剂的吸毒方式已变得越来越普遍，而共用注射器极易导致罹患艾滋病、乙肝、丙肝和其他血液传播疾病。2018 年《世界毒品问题报告》显示，全球有 1063 万人通过注射滥用毒品，其中 126 万人因注射毒品感染了艾滋病毒，其比例高达 11.85%；另有 610 万人感染丙型肝炎病毒，550 万人既感染丙型肝炎病毒又感染艾滋病毒。服用此类药物可导致人体的神经和心理功能紊乱，造成肝、肾损伤，甚至突然死亡。

（四）性病与艾滋病

以性接触为主要传播途径的艾滋病自 20 世纪 80 年代首次被发现以来，便在全球范围内迅速蔓延。自发现首例艾滋病病例至今，累计约有 7500 万（7100 万～8700 万）人感染艾滋病毒，3500 万（2960 万～4080 万）人死于艾滋病相关疾病。2017 年全球新发 HIV 感染和死亡人数分别为 180 万和 94 万。截至 2018 年，共有 3790 万人携带艾滋病毒。由于许多艾滋病感染者最初为无症状的病毒携带者，因此极易成为危险的传染源。艾滋病的感染主要是由未受保护的性行为引起的，占成人感染者的 75%～80%，而对于儿童感染者来说，母婴传播所致者大约占 90%。

五、人群健康状况

进入 21 世纪以来，人类健康状况的改善取得了巨大的成就。虽然各国各地区之间不尽相同并存在巨大差异，全球健康状况仍具有以下特点：

（一）健康状况的改善具有普遍性，且改善幅度较大

全球人口的平均期望寿命已从 1955 年的 48 岁增至 2018 年的 72 岁。死亡率由 1955 年的 18.6‰降至 2017 年的 7.3‰，大约降低了 60%；婴儿死亡率从 1955 年的 148‰降至 2017 年的 29.4‰，5 岁以下儿童死亡率由 210‰降至 39.1‰。儿童死亡率在全世界范围内均有大幅度下降，婴幼儿的死亡率呈现了迅速下降趋势，70 个发展中国家的年平均下降率在 70 年代为 3% 以上，80 年代年平均下降率为 5% 以上，孕产妇死亡率从 1955 年的 620/10 万降至 2015 年的 216/10 万。

（二）健康状况差距扩大，存在着不同程度的健康不公平性

尽管在过去 40 年中，全世界总体期望寿命有了较大幅度的提高，但在各国和各地区之间健康状况仍有较大的差别。2000—2016 年，全球平均预期寿命增加了 5.5 岁，这是自 20 世纪 60 年代以来增长最快的阶段。世界卫生组织非洲区域的 2000—2016 年增长率最高，预期寿命增加了 10.3 年，达到 61.2 岁。但不同国家之间平均预期寿命的绝对水平还存在着一定的差距。

2017 年全世界出生的儿童平均预期寿命是 72.23 岁，其中女性 74.46 岁，男性 70.15 岁。不过，一个儿童的预期寿命还取决于其出生地。2017 年，高收入国家的新生儿预期寿命为 80.55 岁，中等收入国家新生儿预期寿命为 71.54 岁，而 22 个撒哈拉以南国家的新生儿预期寿命在 60 岁以下。日本女性的预期寿命全球最高，为 86.8 岁；瑞士男性的预期寿命全球最高，为 81.3 岁；塞拉利昂的预期寿命全球最低，女性 50.8 岁，男性 49.3 岁。

（三）疾病谱和死因谱发生重要改变

在各项健康指标都得到不同程度改善的同时，人类疾病谱和死因谱也发生了明显的改变。主要死亡原因已由过去的急慢性传染病、寄生虫病及营养缺乏等疾病逐步转移到心脑血管疾病、恶性肿瘤和意外伤害。

死亡结构的改变主要表现在死亡年龄和死亡原因两个方面。在 1960 年死亡的 5000 万人口中，1900 万是 5 岁以下人口，1200 万是 65 岁及以上人口；而到 2017 年，5 岁以下死亡人数降至 541.7 万，65 岁及以上死亡人数则升至 3200 万。

随着死亡年龄结构的变化，死因结构也发生了改变。1997 年全球死亡人数中有 33% 死于传染病和寄生虫病，29% 死于循环系统疾病，12% 死于癌症。而在 2015 年，估计有 4000 万人死于非传染性疾病，占据总死亡人数的 70%。在这 4000 万人中，45% 死于心血管疾病，22% 死于癌症，10% 死于慢性呼吸系统疾病，4% 死于糖尿病。在高收入国家，近年来年龄标化的心血管死亡率下降迅速，而其他主要非传染性疾病的死亡率下降则相对缓慢。尽管低收入和中等收入国家的年龄标化心血管死亡率和慢性呼吸系统疾病死亡率有大幅度改善，但是仍远高于高收入国家。

尽管发达国家心脑血管疾病死亡所占的比重已有所下降，但仍有 1/3 的死亡是由其导致的。在发展中国家，传染性疾病仍然是主要的健康威胁，但心脑血管疾病及癌症的危害也正在逐步加大。在今后一段相当长的时期里，发展中国家将不得不面对两次卫生革命的双重挑战。

（四）旧的健康问题尚未完全解决，新的健康问题又不断出现

人类在宣称取得第一次卫生革命的重大胜利的同时，慢性非传染性疾病对人类健康的危害正日益呈现蔓延之势。结核、疟疾等疾病重新肆虐，艾滋病、各类新的耐药性疾病不断涌现。2020 年在全球肆虐的新型冠状病毒肺炎疫情提示，新发突发传染病对人类健康和全球安全仍将造成重大威胁。与人类社会的现代化和城市化密切相关的各种城市病、现代社会病，以及由于人类自身活动而带来的严重的环境污染造成了一系列新的健康损害。

第五节　我国卫生状况

一、社会经济状况

新中国成立后，我国政治、经济、文化及生活面貌发生了巨大的改观。尤其是改革开放以后，我国城乡社会经济迅速发展，居民生活条件明显改善。居民家庭年人均纯收入由 1978

年的 134 元增至 2018 年的 28 228 元。学龄儿童入学率由 1952 年的 49.2% 升至 2018 年的 99.95%，小学升学率由 1985 年的 68.4% 增至 2018 年的 99.1%。城市自来水普及率由 1985 年的 81.0% 增至 2014 年的 97.64%，农村自来水普及率 79%。

伴随着一系列成就，也相继出现了一些问题。其中最突出的问题就是收入不均现象日趋扩大。在 20 世纪 80 年代，我国的基尼系数为 0.288，到了 2003 年基尼系数达到 0.448，2017 年基尼系数为 0.467，超过 0.4 国际警戒线并居高不下。在世界绝大多数国家里，农村收入为城市收入的 66% 左右。2017 年我国农村收入只占城市收入的 36.9%。不同地区间的收入差距亦在不断拉大。贫困问题仍然是需要社会普遍关注的问题。2017 年末，我国仍有 3046 万贫困人口，主要分布在一些"老、少、边、穷"地区。这些地区的人们因病致贫、因病返贫的现象时有发生。

如何将改革开放带来的收入增加更均衡地加以分配，如何使社会经济发展所带来的收益更平等地分配到教育和医疗保健等民生领域，是我国目前面临的一个巨大挑战。这对于巩固已取得的卫生成就，并在社会、经济结构剧烈变革的背景条件下，继续改善人民的健康状况，无疑具有重大的意义。

我国与世界各国同样面临的另一个问题是：经济发展既有助于人群健康的改善，又会带来许多新的健康问题。如经济发展带来的环境污染和对生态环境的破坏，最终将影响人类的健康和生存。社会日趋现代化及其高度物质文明所导致的"富裕病"，对人类健康的危害也呈现不断加剧的态势。

二、人口状况

(一) 人口数量及增长概况

我国是目前世界上人口最多的发展中国家。新中国成立以后，我国的人口出现大规模增长。1949 年我国人口为 5.4 亿，到 2017 年增至 13.86 亿（不含香港、澳门特别行政区和台湾省），约占世界总人口的 18%。在 60 多年的时间里，我国人口比新中国成立初期增加了 1.6 倍。

经过 40 多年的努力，我国的人口过快增长得到了有效控制。人口出生率、自然增长率分别由 1970 年的 33.4‰ 和 25.8‰ 下降到 2018 年的 10.94‰ 和 3.81‰。总和生育率下降到更替水平以下，2017 年总和生育率为 1.6，为低生育水平国家。在经济不发达的情况下，我国用较短的时间实现了人口再生产类型从高出生、低死亡、高增长到低出生、低死亡、低增长的历史性转变，走完了一些发达国家几十年乃至上百年的路程。但是由于计划生育政策、社会经济发展、人均收入与教育水平的提高，居民的生育意愿持续走低，在 2013—2021 年政府相继实施"单独二孩""全面二孩"及"三孩"政策之后，总和生育率仍然没有达到人口世代更替水平的 2.1。生育率低将会影响人口规模和结构，尤其导致老龄化严重。《人口与劳动绿皮书：中国人口与劳动问题报告 No.19》指出，如果总和生育率一直保持在 1.6 的水平，人口负增长将提前到 2027 年出现，至 2065 年人口将减少到 11.72 亿，相当于 1990 年的规模。

(二) 人口分布和人口城市化

我国人口众多，且分布极不均衡。占全国总面积 43% 的东南部，居住了全国 92.9% 的居民，而占全国总面积 57% 的西北部，仅居住着全国 7.1% 的居民。

自改革开放以来，我国城市化进程大大加快。2018 年，我国城镇居住人口 83 137 万人，占总人口的 59.58%，农村居住人口 56 401 万人，占总人口的 40.42%。与 1990 年相比，城镇人口上升了 23.49 个百分点。预计 2025 年，城市化水平将增至 70% 左右。

（三）人口性别、年龄结构及人口老龄化

我国人口性别比的变化是个值得注意的问题，尤其是 20 世纪 90 年代以来，人口的出生性别比例持续升高，1990 年为 114.4，到 2008 年上升到 120.6，远高于国际正常范围（103～107），在"单独二孩"与"全面二孩"政策出台后，2017 年出生人口性别比跌至 104.81，但仍高出国际正常范围。性别比例平衡是社会安定的基础因素之一，性别比例失调则是滋生社会问题的根源之一。

由于我国人口生育率在短时间内迅速下降，人口老龄化既不同于发达国家，也不同于发展中国家的人口转化模式，形成了快速并超前于工业化、现代化进程的独特人口转变模式，从而成为世界上人口转变最快的国家之一，人口的老化速度将成为世界之最。1990 年，我国 60 岁以上人口占总人口的 8.58%，2018 年已达 17.9%，预计 2025 年将达到 34.8%，到 21 世纪中叶，我国老年人口将超过 4 亿。人口老龄化是卫生费用上升的主要原因之一，这是卫生工作需要重视的问题。

（四）人口的流动

人口流动是任何社会都经常发生和普遍存在的一种社会现象。随着改革开放的深入，我国人口流动现象极为普遍，人口流动频率更高。根据《中国流动人口发展报告 2018》，全国流动人口已达 2.44 亿。

大规模的人口流动主要有以下途径：①近距离的省内流动；②从经济欠发达地区向经济发达地区流动；③从农村向城镇流动。随着改革开放步伐的加快和市场经济的进一步发展，人口流动规模可能会持续增大，但是人口流向的格局不会有大的变化。人口流动会给城市带来一系列健康问题，如住房拥挤、卫生条件差、不良的卫生习惯等，还会为传染病防治、计划免疫、计划生育等工作带来困难和压力。

三、卫生服务

新中国成立后，我国的卫生事业有了很大的发展，卫生队伍已具备相当的规模，卫生服务体系已基本形成。2018 年末，全国卫生机构总数为 99.7 万，是 1950 年的 113 倍。全国医疗机构床位 840.4 万张，是 1950 年的 103 倍。全国卫生人员总数 1230.0 万，执业（助理）医师 360.7 万，注册护士 409.9 万，每千人口执业（助理）医师 2.59 人，每千人口注册护士 2.94 人，每万人口全科医生 2.22 人，每万人口专业公共卫生机构人员 6.34 人。全国卫生费用占国内生产总值的比例和人均卫生总费用逐年上升。

四、卫生行为

（一）吸烟

我国是世界上最大的烟草生产国和消费国。我国有烟民 3.15 亿多，约占世界吸烟总人数的 1/3。2010 年全球成人烟草调查显示，15 岁及以上人口的平均吸烟率为 28.1%，男性吸烟率 52.9%，明显高于女性的 2.4%。

据 WHO 2014 年的一项估算显示，吸烟给中国造成的经济损失折合为人民币 3500 亿元。中国每年死于吸烟相关疾病者约 100 万人，是世界上因吸烟致死人数最多的国家。如果不采取有效措施的话，预计到 2050 年，每年吸烟死亡人数将突破 300 万人。因此，必须尽快开展全面行动，消除吸烟的危害。

（二）酗酒

2013 年第五次国家卫生服务调查显示，我国 15 岁及以上调查人群中，经常饮酒（每周 3 次以上，并形成饮酒习惯）者占饮酒人数的 9.5%（城市 8.9%、农村 10.0%）。在我国一些少数民族地区，慢性酒精中毒的患病率明显高于其他地区。我国嗜酒者近 1.33 亿，每年酒精中毒者达十多万人，死亡近万人。

（三）药物滥用

通过静脉注射兴奋剂、共用注射器等行为极易导致艾滋病、乙肝、丙肝和其他血液性传染病的传播。中国公安部门登记在册的吸毒人数，在 1991 年为 14.8 万，1995 年为 52 万，2018 年为 240.4 万。

（四）性病与艾滋病

我国新中国成立初期，一项令中国人引以为骄傲的重大卫生成就之一就是消灭了性病。但是近年来，曾经一度灭绝的性病又在我国死灰复燃，并以十分迅猛之势卷土重来，再次成为我国重要的公共卫生问题。性传播疾病的报告病例数已从 1985 年的 5838 例增至 2017 年的 188 万例。每年的发病率和患病率成倍增加，近年来一直处于高位。2011—2016 年，全国梅毒发病人数在 39.5 ～ 43.8 万。因此，积极开展性病的防治及控制性病的传播已是刻不容缓。

自 1985 年我国发现首例艾滋病患者以来，艾滋病在我国的传播逐年加快。到 2017 年底，全国报告艾滋病发病人数 57 194，发病率 4.1450/10 万；死亡人数 15 251，死亡率 1.1053/10 万。目前，艾滋病患者在全国范围内广泛分布。

五、人群健康状况

我国取得了超越其经济发展水平的卫生成就，人群健康水平有了显著的提高。平均期望寿命由新中国成立前的 35 岁提高到 2017 年的 76.4 岁，男性为 74.5 岁，女性为 79.9 岁。总死亡率由 1949 年的 20‰降至 2018 年的 7.1‰；婴儿死亡率由新中国成立初期的 200‰降至 2018 年的 6.1‰；5 岁以下儿童死亡率由 1960 年的 173‰降至 2018 年的 8.4‰，孕产妇死亡率从 1989 年的 94.7/10 万下降到 2018 年的 18.3/10 万，且城市和农村的孕产妇死亡率差异逐渐缩小，农村孕产妇死亡率从 2000 年的 69.6/10 万下降到 2018 年的 19.9/10 万，城市孕产妇死亡率从 2000 年的 29.3/10 万下降到 2018 年的 15.5/10 万。我国人群健康状况的改善程度远远超过了同等经济水平的发展中国家，一些主要的健康指标已接近发达国家的水平。

由于自然、历史及地理等诸多因素的影响，以及各地社会经济发展的不平衡，我国人群健康状况存在着明显的地区差异，大体上可分为三类：

第一类为发达型：主要分布于一些大城市和沿海经济发达地区，健康状况、疾病谱和死因谱已接近发达国家。心脑血管疾病、恶性肿瘤、意外伤害及不良行为生活方式引起的疾病已经成为最主要的死亡原因。

第二类为发展型：主要分布于一些中小城市和大部分农村地区。人群的疾病谱和主要死亡原因正由传染病为主转向心脑血管疾病、恶性肿瘤等疾病。

第三类为欠发达型：主要分布于一些经济欠发达的农村、边远山区和少数民族聚居区。传染病、寄生虫病、呼吸系统疾病、营养不良等疾病仍有相当高的发生率。

（严　非　刘　爽　田庆丰）

第四章 | 健康社会决定因素

第一节 社会因素概述

随着社会和科学的发展，人们逐渐认识到，健康不仅受自然因素和生物因素的影响，更受到社会因素的影响。在生物医学模式转变为生物 - 心理 - 社会医学模式的今天，社会因素对人类健康的影响越来越明显，改善人类的健康也离不开社会因素的作用。社会因素泛指社会的各项构成要素，包括自然环境和社会环境，涉及人们生活的各个方面。其中，对健康产生影响的社会因素，称为健康社会决定因素（social determinants of health），这一概念将在第二节中进行介绍。

一、社会因素影响健康的特点

社会因素与健康的联系虽然不像生物学因素那样直观明了，但仍有其规律性。

（一）非特异性

社会因素对健康的影响与生物学因素不同，其具有非特异性。社会因素与健康的因果联系不是单因单果的关系，而是多因果的关系。一种社会因素可以导致全身多个器官和系统发生功能变化。现实生活中，人们接触许多种社会因素，使得每种社会因素的作用难以显示其特异性。同时，由于先天遗传及后天环境的不同，个体对相同的社会因素所产生的反应也不同，这也使得社会因素对健康的影响特异性不明显。

（二）持久性和积累性

社会因素广泛地存在于人们的现实生活中，暴露于某一社会因素对健康的影响往往是长期的，具有持久性。同时，社会因素以一定的时间顺序作用于人体，不同的社会因素经过长时间的累加，对人体健康的影响可出现积累性。

（三）间接作用和交互作用

教育、经济、职业等社会因素可以直接对健康产生影响，更多的情况下是以其他因素为中介，间接作用于健康。两种或多种社会因素对健康的综合作用可能大于各项因素单独作用的总和，即社会因素之间存在交互作用。

二、社会因素影响健康的机制

（一）社会心理机制（psychosocial mechanism）

社会因素影响人类健康主要是作为一种外界刺激因素，通过引起心理情绪反应这个中心环节而发生作用。外界的一切刺激，包括社会因素，必须通过人的感觉系统，即眼、耳、鼻、舌、皮肤等感觉器官及相应的神经系统接受，形成知觉，引起心理情绪反应。心理情绪反应通过中枢神经系统，可以引起自主神经系统发生持续、剧烈的功能变化，从而引起血压升高、心率增快、血管收缩等反应。心理情绪反应可以通过内分泌系统的中介作用，引起躯体功能的变化。垂体 - 肾上腺系统通过调整多种激素的分泌，对人的情绪、新陈代谢和心血管系统、消化系统等功能产生重大影响。此外，免疫学研究也已证实，紧张的心理刺激和不良的情绪反应也可通过下丘脑影响机体的免疫功能。

（二）社会因果关系机制（social causation mechanism）

一些社会因素可以直接作用于人体健康，比如人的行为方式和心理因素对健康的影响。更多的社会因素则间接地对健康产生影响。如人的社会经济地位决定着人的行为、生活条件等，进而对健康产生影响。因此，社会经济地位的不平等可能导致健康状况的不公平。这些受到社会因素影响，且对健康直接产生影响的因素包括四类：物质条件、心理因素、行为因素、医疗服务。后文将对这些健康的直接决定因素进行详细介绍。对社会因素间接作用的认知有助于理解社会因素作用机制，也有助于探索通过对社会因素的干预，改善个人和群体的健康状况。

（三）生命历程机制（life course mechanism）

社会历程机制认为，生命某一阶段暴露于某种社会因素，既可能对同一生命阶段的健康产生影响，也可能对未来时期的健康，乃至对下一代的健康产生影响。这种影响有两个可能的机制：一是关键时期机制（critical period），即生命的某一特定发育阶段（如胎儿期、婴幼儿期、青春期等）暴露于健康危险因素，将对人体的组织、器官和系统的功能产生长期乃至终生的影响，进而影响以后生命阶段的健康状况；第二是危险因素累积机制（accumulation of risk），健康危险因素的强度和数量等对健康的影响不断累积，暴露于这些危险因素的时间越长，对健康的影响也就越大。

（四）社会选择机制（social selection mechanism）

社会因素能够影响健康，反过来健康状况也会影响社会经济地位。一个人的健康状况既可能影响其本人的社会经济地位，也可能将这种影响传递给下一代，影响子女的社会经济地位。如成年时期患某种慢性病，可能使其丧失劳动能力，收入下降，同时也可能使子女的社会经济条件受到影响。"因病致贫，因病返贫"现象也反映了社会选择机制。

第二节　健康社会决定因素

一、健康社会决定因素的概念

2005 年世界卫生组织（WHO）建立了健康社会决定因素委员会（Commission on Social Determinants of Health），致力于探索影响居民健康的社会因素，倡导建立"追求每个人的健康和福祉的世界"。经过 3 年的努力，委员会于 2008 年发布了报告——《用一代人时间弥合差距》。该报告提出健康不公平深受政治、社会和经济因素的影响，呼吁从健康的社会影响因素方面进行全球动员，并且确立了健康社会决定因素的概念框架和行动领域。

WHO 对"健康社会决定因素"概念的界定是，在那些直接导致疾病的因素之外，由人们的社会地位和拥有资源所决定的生活和工作环境及其他对健康产生影响的因素。健康社会决定因素是决定人们健康和疾病的根本原因，或者"原因背后的原因"，包括了人们从出生、成长、生活、工作到衰老的全部社会环境因素，如收入、教育、饮用水、卫生设施、居住条件、社区环境等。健康社会决定因素反映了人们在社会结构中的阶层、权力和财富的不同地位。

健康社会决定因素的核心价值理念是健康公平。所谓健康公平，即不同人群之间不会因为社会、经济、人口特征或地理位置等因素的差异而产生不公正的、可避免的健康差异。健康不公平具有三个特征：一是由社会因素导致的健康差异；二是这种健康差异在不同人群间的分布系统性地存在；三是这种健康差异是不公正的、应该避免的。国家和政府应该承担起促进和保护健康公平的主要责任。

二、健康社会决定因素的框架与内容

学者们对社会因素如何影响健康进行过大量研究，并提出了一些理论模型。其中，Dahlgren 与 Whitehead 在 1991 年建立的健康社会决定因素的分层模型（图 4-1）是一个经典模型。该模型由内向外的不同层次分别代表影响个体健康的主要因素，以及这些因素背后的原因。第一层代表个体所具有的生物学特征，包括基因的差异；第二层代表个体的行为和生活方式（如吸烟、体育锻炼等）对健康的影响；第三层代表社会和社区网络支持对健康的影响；第四层代表社会结构性因素，包括住房、工作环境、医疗保健服务、饮用水和卫生设施等；第五层代表宏观社会经济、文化和环境。在这个分层模型中，处在内层的因素会受到外层因素的影响。

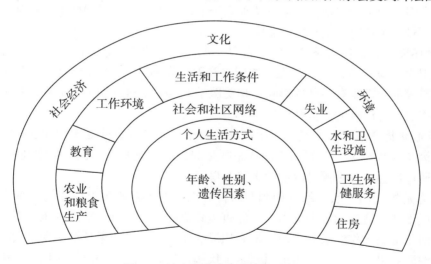

图 4-1 健康社会决定因素分层模型

健康社会决定因素委员会在《用一代人时间弥合差距》报告中提出了健康社会决定因素的行动框架（图 4-2），对各种健康决定因素进行整合。该模型自左向右包含三类因素，依次是：社会经济和政治背景、社会地位、健康的直接决定因素（即日常生活环境）。日常生活环境因素直接影响和决定着个体的健康状况。个人的社会经济地位决定着日常生活环境在不同人群之间的分布，进而对健康状况产生间接的影响。宏观的社会政治经济环境影响着个人的社会经济地位，再进一步通过日常生活环境影响健康状况。不同人群之间的健康不公平主要是由于社会政治经济环境及社会经济地位的不平等引起的。此外，根据前述的社会选择理论，健康状况反过来也会影响社会经济地位以及宏观的社会政治经济环境。

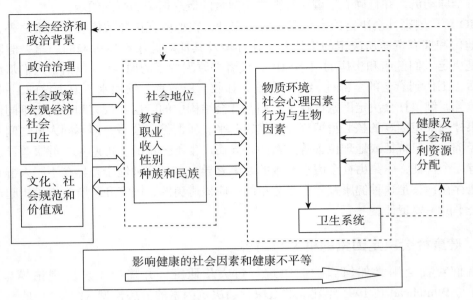

图 4-2　健康社会决定因素的行动框架

（一）健康的直接决定因素（日常生活环境）

日常生活环境是指人们出生、成长、生活、工作以及衰老的环境，包括物质环境、社会心理因素、行为因素和生物因素。卫生系统独立于上述因素之外，但同样也是日常生活环境的组成部分之一，对健康状况产生直接的影响。

1. 物质环境　包括住房条件、饮食营养、工作场所的物理化学因素等。如房屋的建造材料、室内的卫生环境（包括空气污染、饮用水和卫生设施等）、工作场所暴露于噪声、粉尘等有毒有害物质等都对健康有不利的影响。预防医学的其他学科（如劳动卫生、环境卫生、毒理学等）对这些因素有深入的分析和讨论。

2. 社会心理因素　人不仅是一个生物体，更重要的是具有社会属性和心理活动。健康和疾病与心理因素息息相关。良好的心理状态既是健康的构成要素，也是躯体健康的必要条件。研究表明，通过社会心理干预可以使健康状况得以改善。

心理压力是指人们生活中的各种刺激事件和内在要求在心理上构成的困惑或威胁，表现为身心紧张或不适。适当的心理压力对于健康是必要的。人只有在适当的压力下，才会使生命具有活力，对于提高工作绩效和生命质量有积极的作用。但是如果长期承受过大的压力，则会导致不良的健康后果。过度的压力可引起多种疾病，如高血压、心血管疾病、紧张性头痛、溃疡、癌症等。过大的压力还可引起心理和行为问题，如心理障碍、吸烟、酗酒及自杀等。

3. 行为和生物因素　健康相关行为是指个体或群体与健康和疾病有关的行为，如吸烟、饮酒、饮食、体育锻炼、性行为等。这些行为既可以是促进健康的行为，也可以是危害健康的行为。生物因素主要包括基因、性别、年龄等。

行为因素对慢性病具有重要的致病作用，最常见的是烟草使用、不良饮食习惯、缺乏身体锻炼以及酒精滥用等。众多证据表明，改变和调整行为能够有效减少疾病的发生。不同社会经济地位的人有着不同的行为方式，进而引起健康不公平。

4. 卫生系统也是直接影响健康的重要因素　世界卫生组织认为，卫生系统包括所有致力于促进健康的机构、资源和机制。卫生系统的主要目标除了提高健康水平外，也包括提供经济风险保护及反应性。卫生系统通过提供可及的、高质量的、可负担的医疗卫生服务来实现其促进健康的目标。卫生系统有 6 个重要的组成部分，通过相互协调，提供医疗卫生服务。这 6 个组成部分分别是：卫生治理、卫生筹资、服务提供、卫生人力资源、卫生信息系统、药品及医疗技术。

不同社会经济地位的人对卫生服务的可及性不同，进而导致健康水平的差异和不公平。

（二）社会经济地位

在所有社会中都存在社会分层（social classification），不同个体和群体处在不同的社会阶层。社会经济地位（social economic status，SES）是指个体或群体在社会中所处的位置，通常用收入、受教育程度及职业等指标来评估。

1. 收入 收入直接影响人们的社会生活状况，并对其健康造成影响。大量研究显示，收入与健康存在显著的关联，而且往往存在"剂量反应关系"，即随着收入的提高，健康状况呈现不断改善的趋势。

收入对健康的影响有多种可能的机制：首先是通过改善物质生活条件，收入高的人有能力购买更好的食物，可以获得更好的医疗服务，进而改善健康水平；其次是社会心理机制，收入低的人通过与周围人的比较，长期处于社会压力中，对健康造成不利影响；再次是社会选择机制，健康状况差的人，由于劳动能力降低或者缺少就业机会等原因，其收入水平也会降低。

对收入的评估存在较多困难。首先，个人收入是一个敏感话题；其次，一些非正式就业人群（如农民），其收入有较强的季节波动，也往往难以量化，造成评估的困难。

2. 受教育程度 受教育程度越高的人往往更容易获得健康。教育水平的提高有助于缩小健康水平的差异。在发展中国家，母亲的受教育程度与儿童健康状况有明显相关关系。因此改善女性的教育状况，使其获得更多的教育机会有重要的意义。

教育水平影响健康的机制主要有三方面：首先，人在青少年时期的受教育水平，影响成年后的职业与收入水平，这决定着人的物质生活条件，进而对健康产生影响；其次，人通过接受教育增加了知识，提高了认知水平，这些知识和认知将塑造一个人的行为和生活方式，包括合理的就医行为，接受过良好教育的人对健康相关知识也更容易接受；最后，按照社会选择理论，儿童时期的健康状况也可能会影响其接受教育的机会。

对受教育程度的评估相对简单，通常用接受教育的年数或者完成教育的不同阶段（小学、初中、高中、大学等）来表示，对所接受教育质量的评估则相对较少。

3. 职业 职业对健康可产生重要影响。马蒙特（Marmot）曾经做过一项里程碑式的研究，他通过对英国政府公务员的调查，对个人的职业状况和健康之间的关系进行了实证研究，结果发现不同职业阶层公务员的死亡率具有显著差异，高级行政官员的死亡率明显低于职员和其他人员。死亡率的梯度正好与其职业阶层的梯度相对应。也就是说，随着职务的升高，死亡率呈现下降趋势。

职业对健康的影响有多种可能的机制：首先，父母及本人的职业决定着家庭的收入，进而通过物质生活条件影响健康；其次，有些职业与社会地位和权益相关，比如医疗保障、子女受教育机会、住房条件等，通过这些因素对健康产生影响；再次，职业也反映人的社会网络、工作压力、自主权等因素，通过社会心理机制影响健康；最后，有些工作环境存在物理或化学的危险因素，如噪声、粉尘等，对健康产生不利影响。

对职业的测量，通常将职业划分成不同的类别。职业划分可以是有等级的分类，比如英国将职业划分成 5 个有等级的分类；也可以是没有等级的分类。

除了收入、教育和职业这三个最主要的因素外，社会经济地位还包括其他一些因素，如性别、种族等。

（三）宏观社会因素

收入、教育和职业等因素是个人的社会经济地位，其受到宏观的社会政治经济环境的影响。每个人都生活在特定国家和民族的政治、经济和文化环境中，个体的健康必然受到宏观社会因素的影响。宏观社会环境包括众多的因素，以下简单介绍常见的几类因素。

国家的福利制度是一项重要的宏观社会因素，包括社会保险制度、公立教育和医疗制度、扶贫政策、收入再分配等。生活在不同福利制度中的人群，其健康状况有明显差异。关于经济与健康的关系，参见本章第三节内容。

文化、价值与社会规范是在一个社会或群体的长期发展过程中逐渐形成的，是约定俗成的，可对人们的行为产生潜在的影响。不同的社会和群体具有不同的文化、价值和社会规范，进而对健康产生不同的影响。关于文化与健康的关系，参见本章第三节内容。

全球化，尤其是经济的全球化，促进了全球在经济、文化等领域的交流。一些大型的跨国公司以及重要的国际组织（如世界银行、世界卫生组织等）的政策和策略可对健康产生重要影响。

第三节　宏观经济和文化与健康的关系

一、概述

政治、经济、文化是人类社会特有的三大要素。只要有人类社会，它们就存在，是人们在社会生活中几乎无时无刻不在接触的事物，深刻地影响着人类发展，包括健康福祉。图 4-3 是

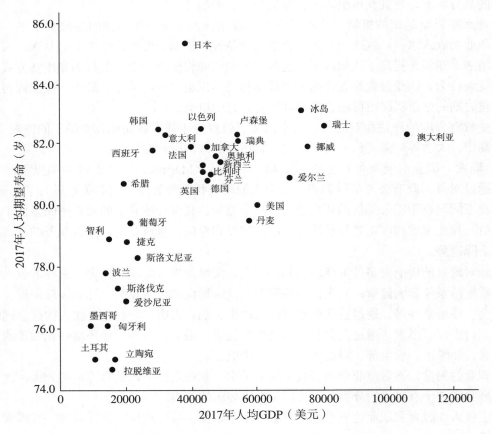

图 4-3　2017 年 OECD 国家人均 GDP 与期望寿命

2017 年经济合作与发展组织（OECD）国家人均 GDP（代表经济发展水平）与期望寿命（代表民众健康水平）的散点图。由图可以看出，散点图的整体趋势由左下方向右上方延展，即，总体上期望寿命随着经济水平的上升而提高。由此说明宏观经济与民众健康有着紧密的联系。

不过，从上图也可以看出，处于同一个经济水平的多个国家，期望寿命也存在较大差异。例如：人均 GDP 同在 2 万美元左右的水平，爱沙尼亚和希腊民众期望寿命相差 4 岁；美国人均 GDP 达到 6 万美元，期望寿命却远不如人均 GDP 只有 4 万美元的日本。这又提示，经济并不是民众健康福祉的唯一决定因素，政治因素、文化因素对健康的作用也不容忽视。

当然，政治、经济和文化三者之间也存在着复杂的相互关系。为了便于讨论，本节重点关注宏观经济因素和文化因素与民众健康的关系，探讨经济因素和文化因素如何作用于健康，并分析怎样发展经济和文化才能提升民众的健康福祉。

二、经济与健康的关系

经济发展对健康的影响有积极的一面，但也会引发新的健康问题。充分发挥经济发展对健康事业的促进作用，同时避免经济发展给健康带来的风险，是民众的共同诉求，也是全世界都在研究的重大课题。

1. 经济发展为健康带来的积极影响 贫困是导致健康水平低下最重要的因素。一个地区的经济发展可帮助当地民众摆脱贫困，使民众的衣食住行得到基本物质保障。住房可帮助人们躲避外界不良因素的伤害，营养的食物以及清洁饮用水可满足人体新陈代谢的需要，这些都为民众防范健康风险、抵御疾病侵袭提供了重要基础。当经济再进一步发展，民众的劳动条件也将会得到改善，有利于人们规避来自职业环境中的不良因素。此外，经济发展水平制约着包括卫生设施在内的公共服务的投入。经济发展水平较高的地区，政府对卫生系统的投入也比较高，换言之，经济发展使卫生系统能够动员的资源也会比较多，健全的卫生系统对民众健康而言是有利而积极的因素。

2. 经济发展可能带来的健康风险 经济发展带来的风险之一是环境污染和生态破坏。世界各国的经济发展基本上都经历了工业化过程中的环境污染问题。人们暴露在各种有毒有害的物质中，产生大量的健康问题。而且，一旦出现生态破坏，对人类健康的威胁可能持续影响数代人。经济发展带来的另一个健康风险是人们生活方式的改变。世界很多地区都出现过类似的现象，伴随经济发展和物质条件的改善，不良饮食习惯、不良睡眠习惯也频繁出现，于是出现了以所谓"富裕病"（如高血压、糖尿病、肥胖症等慢性疾病）、"文明病"（空调综合征、电脑综合征、网络成瘾等机体功能失调）为特征的现代社会病。第三类风险是"负性社会事件"的增多。有证据显示，伴随着经济的发展，意外伤害、激烈竞争带来的心理问题等现象不断增多。再者，随着城镇化进程的加速，流动人口也在持续增加。这不仅增加了传染病播散的风险，也为疾病控制体系带来了新的挑战。

3. 健康对经济发展的影响 提升工作人口的健康水平，既延长了工作年限，又减少了因疾病而损失的工作时间。从劳动生产率的角度，良好的健康状况可使劳动者在体力、脑力、认知能力上更加充沛，单位工时的产出自然更高，从而创造出更多的社会财富。毫无疑问，若民众没有健康的体魄，经济也将缺乏活力。非洲艾滋病肆虐对当地经济的毁灭性打击是典型的例子。有研究表明，艾滋病蔓延使非洲国家经济的年增长率下降 0.7% ~ 2%；在艾滋病蔓延最快的 90 年代，南非因艾滋病而减少了 220 亿美元的收入，经济规模相应缩小了 17%。

除了这些显而易见的直接影响，健康对经济的间接影响同样深远。有学者提出，期望寿命的延长在促使人们为获得未来更高回报而增加投资和储蓄的同时，也降低了家庭大量生育的必要性，从而导致较低的人口生育意愿，间接导致一定时期内经济的快速增长。另有学者提出，良好的健康不仅直接提高了家庭和市场的劳动生产力，使之在市场竞争中占有更加明显的优势，而且可以吸引更多的外部投资。例如，在 20 世纪 40—50 年代，亚热带地区疟疾发病率显著下降后，大大刺激了当地的旅游业和外国投资，对当地经济发展产生了令人振奋的效应。再者，疾病、失能和过早死亡不但会给患者及其家庭带来直接的经济损失，而且会大量消耗社会的卫生资源。减少疾病、提升健康不仅可以降低因病致贫、因病返贫的发生率，还可以有效遏制医疗费用大幅上升。

4. 投资于健康的理念和意义　人们从宏观经济与民众健康关系的分析中看到了经济因素中有利于健康的部分。继而，人们也体会到可以有意识地利用这些积极的经济因素改善健康。尤其是，通过经济投入有针对性地改善卫生系统的基础设施，提升卫生服务公平性，为民众提供预防保健服务，改善自然环境，优化工作条件等，都可以有效增进社会的健康产出。这种做法可以看作是对健康进行"投资"。同时，由于民众的健康对社会经济发展有积极的意义，有学者针对健康的投资所带来的经济收益进行测量。这样，健康投资既有健康层面的意义，又有了经济意义。

人们得病之后花钱看病，某种意义上也是对健康的经济投入。然而，从"投资收益"的角度，应该关注健康回报更高的投资方式。在个体层面，在尚未得病之前投资于预防保健服务，能够挽回未来罹患严重疾病的重大损失；在群体层面，与补贴富人相比，补贴弱势人群往往对于群体健康整体水平的提升更加有利。基于这样的认识，健康投资有两个重要的方向：一是提升公共卫生服务的供给，二是改善卫生服务的公平性。而个体对这两个方面的投资往往是不足的，因此政府的公共财政在民众健康投资中扮演着重要的角色。

事实上，许多国家和地区的公共部门都会投资治理空气污染、水污染（某种程度上也是抵御经济发展过程中产生的不利于健康的因素），都会投资建立公共卫生服务的基础设施，也会补贴公共卫生服务的提供者，使民众免费地获得基本公共卫生服务。此外，很多国家和地区都会动用公共财政和（或）行政资源，建立起覆盖面广泛的医疗保障制度，提升弱势人群对医疗卫生服务的可及性，防范因病致贫和因病返贫。

健康投资的理念建立以后，也产生了许多针对特定健康问题的项目。在资金有限的情况下，人们开始比较不同项目的投资成本和健康收益，使得卫生经济学评价的方法在健康投资领域得到了应用和发展。

三、文化与健康的关系

1. 文化的内涵　文化是相对于经济、政治而言的人类全部精神活动及其产品，包括人类社会既有的现象和精神的传承、创造、发展之总和。文化可分为智能文化、规范文化和思想文化三种类型：智能文化包括科学技术、生产生活知识等；规范文化包括社会制度、教育、法律、风俗习惯等；思想文化则包括文学艺术、宗教信仰、思想意识等。值得注意的是，智能文化、规范文化和思想文化之间也会相互影响甚至交融。比如，科技知识（智能文化）的革新会导致人们认知的变化，甚至形成新的社会共识，由此触发制度（规范文化）的革新。外来人在当地社会规范（规范文化）的持续影响下，其思想意识（思想文化）往往也会发生转变。

尽管文化包罗万象，但也存在一定的结构。一般认为，文化包含三种成分：认知成分、规范成分和符号成分。认知主要是指知识和信仰，前者是人们对自然及社会的客观认识，后者是人们的主观认识。规范则主要指价值观与社会规范，价值观是人们对事物的认知评价，是人们决定取舍的基本观点和态度，社会规范是指导人们日常行为的正式和非正式的约束，价值观通过执行社会规范也会得以体现。符号是人们共同约定用来指称一定对象的标志，不依赖于符号本身的品质，能够为同一社会文化背景的人所认同，文字和数字都是重要的文化符号。

文化有以下三个突出的特点：第一是"共有性"，文化是一系列共有的概念、价值观和行为准则，是为集体所接受的共同行为标准；第二是"习得性"，文化不是与生俱来的，而是在特定社会环境中形成的，在行为中自然而然地流露；第三是"象征性"，文化可以通过符号、文字、动作、行为等方式来传递。整个文化体系可以透过庞大的象征体系深植在人类思维中，而人们也透过这套象征符号体系理解和解读现实世界的种种事物。

2．文化影响健康的特点和路径　智能文化、规范文化和思想文化对健康的影响方式有所差异。智能文化产生的是科技知识，人们掌握科技知识后，在不断改造世界的过程中形成了独特的生产和生活环境，人与外界环境不断相互影响，健康状态会发生变化。规范文化的表现形式包括社会制度、法律法规、风俗习惯等，直接影响人的行为方式，从而产生对健康的影响。思想文化则体现人们的观念、信仰等精神层面的状态，主要影响人们的心理健康（图 4-4）。无论是智能文化、规范文化抑或思想文化，对健康而言都是"双刃剑"，它们既包含对健康有利的因素，也包含了对健康不利的因素。研究文化对健康的影响，目的是发展文化因素中积极的部分，而避免消极的部分。

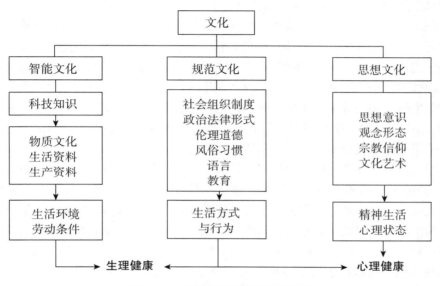

图 4-4　文化影响健康的路径和方式

文化影响健康有五个方面的特点：第一是"无形性"，文化所包含的价值观念、理想信念、行为准则、思维方式等是以群体心理定式存在的，对人们的行为产生潜移默化的影响，难以计量，具有无形性，却每时每刻都在发挥作用；第二是"本源性"，任何健康问题都有其文化根源，文化因素中的价值取向和健康取向影响着人们的健康观和行为生活方式，对健康产生巨大的本源性影响；第三是"软约束性"，文化利用人们约定俗成的价值观念和行为规范，统一人们的行为，用一种强大的、无形的群体意识教化人们，人们在认同这种价值观后，就会自然变成自己的价值准则和行为规范，文化对健康的软约束表现在，文化不是通过硬性的、强制的条文或规定实现对健康的影响，而是促使人们形成思维定式，自发地影响人的行为；第四是"稳定性"，文化对人们健康观念的影响在一代又一代人的认同基础上逐渐积累，并通过这种深层次的感知认同一代一代向下传递，一旦产生影响，就相对稳定下来，不容易改变；第五是"民族性"，在评估文化因素对健康的影响过程中，必须要充分考虑到文化的地区、民族差异，当个体从一个环境到了另一个环境时，由于沟通障碍、日常活动改变、风俗习惯以及态度、信仰的差异引起的文化休克，会引起生理和心理方面的变化，从而对健康产生不良影响。

3．智能文化与健康的关系　人们的生活环境，包括村社的布局、房屋的结构、室内的陈设，都会形成一些约定俗成的特征。仔细考究这些特征时便会发现，它们往往是人们为了生存环境而累积形成的。在当地特定的环境中，遵循这些"习俗"来做，通常对身心健康有利。人们在劳作中同样会形成一些约定俗成的安排以及先人们流传下来的习惯。考察这些安排和习惯时同样会发现，它们的立足点往往是保障人们的安全和健康。

进入现代科学的时代后，人们更加有意识地探索研究环境中哪些因素有利于健康，哪些因素对健康有害。例如，人们陆续发现许多环境化学物质（如有机氯化合物、二噁英、毒杀芬、五氯酚钠及某些重金属等）对机体的内分泌功能可造成严重的影响，环境化学物质可通过多种途径进入体内影响人体健康，等等。这些科学知识有助于人们规避这些不良因素，甚至有意识地控制这些有害因素对健康的侵害。

智能文化的丰富也让人们对人类社会的发展方式有了更全面的认识。经历了前人牺牲环境来发展经济的教训，人们越来越理性地看待社会发展的成果，越来越注重社会发展带来的健康收益，采取更有可持续性的方式推进社会的发展。这些对于人类的身心健康都是有裨益的。

4．规范文化与健康的关系　社会规范通过"禁止""反对""鼓励"等方式影响人们的行为，而行为对健康的影响是直接且深远的。法律法规是社会规范的常见形式，与健康相关的法律法规也有很多。例如，我国为了预防、控制和消除传染病的发生与流行，保障人体健康和公共卫生，制定了《中华人民共和国传染病防治法》，规定任何单位和个人当发现传染病患者或者疑似传染病患者时，应当及时向附近的疾病预防控制机构或者医疗机构报告；传染病患者、病原携带者和疑似传染病患者，在治愈前或者在排除患有传染病之前，不得从事法律、行政法规和国务院卫生行政部门规定禁止从事的易使该传染病扩散的工作。又如，我国制定了《母婴保健法》，提倡婚前保健、孕产期保健等有利于保障母亲和婴儿健康、提高出生人口素质的行为，而禁止采用技术手段对胎儿进行性别鉴定等行为。

风俗习惯是另外一种常见的社会规范。相对于法律法规，风俗习惯对人们行为的约束显得相对较"软"，但影响面和影响力却广泛而深远。不同民族有不同的身体特质和生活习惯，疾病在各民族人口中的分布差异一部分是由身体特性决定的，但风俗习惯也会对健康产生很大的影响。一些风俗习惯对健康是有益的，例如，我国端午节民间有挂艾叶、佩香囊的习俗，有驱瘴、除病的功效。也有一些不良的风俗习惯会导致不良的行为，直接危害人群健康。例如，新几内亚东部高原的土著居民曾盛行一种食人尸的习俗，从而导致"库鲁病"（一种以小脑病变为特征的中枢神经系统疾病）的流行。

各个国家和地区都有固有的风俗习惯，从而对人群健康产生不同的影响。例如，中国人饮用开水的习惯、西方人分餐进食的方式、某些贫困山区近亲结婚或换亲现象等。在非洲许多地区，流行女童割礼习俗。割礼不仅让女童承受巨大的痛苦，割礼后继发破伤风、闭尿症、阴道糜烂的比例也很高，婚后还会增加分娩并发症和新生儿死亡的风险。而以色列人有实行男婴割礼（包皮环切术）的习俗。犹太民族阴茎癌发病率世界最低，与此习俗有很大关系。

5．思想文化与健康的关系　思想文化对健康的直接影响往往以人的"情绪"作为媒介。情绪可以看作是人们对外界刺激的反应。积极的思想意识可以帮助人们合理地应对外界的刺激，消极的思想意识则会加剧不良情绪。如果一个人生气、愤怒、激动、焦虑、紧张等负性情绪频发，机体便长期处于应激状态，引起神经中枢、内分泌系统的功能失调，影响免疫、循环、消化等系统的正常功能。事实上，高血压、消化道溃疡、神经官能症、偏头痛、糖尿病、冠心病、癌症等都与心理因素有关，而其中最主要的心理因素就是不良情绪状态。

宗教是思想文化中一种重要的表现形式。宗教通过"信仰"约束教徒的思想观念，使其自觉执行教规，从而影响教徒的思想和行为。部分宗教观念对人们的健康是有益的，例如，许多宗教都有尊重自然、尊重生命的观念，倡导包容、友爱和互助，反对纵欲和贪婪。但另一方面，教徒的盲目信仰也会带来严重的危害。例如，恒河是印度教徒心目中的"圣河"，认定生前饮河水、死后用河水洗身能去除罪孽。于是，教徒常常千里迢迢聚集于恒河饮水，把死人送到恒河洗浴。世界上六次霍乱大流行均起源于印度，至今印度仍然是霍乱疫源地，这与印度教徒对恒河的信仰以及由此产生的行为有着密切的关系。此外，某些邪教还常常披着宗教的外衣，利用教徒信众的虔诚，做伤害教徒身心健康和破坏社会安定的祸事。

　　文学艺术是另外一种重要的思想文化。相对于宗教，文学艺术给人们更大的自由度来调整自己的心灵。艺术通过审美体验过程与人的情感发生关联，从而影响人的心理健康。人们通过各种艺术表现形式（吟唱、绘画、欣赏影视作品等），从艺术作品中获得情感体验。积极的文学艺术可以让人们平息负面情绪，调节身、心的和谐状态，产生有益于健康的效果。

（刘晓云　简伟研）

第五章 | 社会卫生策略

第一节　社会卫生策略概述

一、社会卫生策略的概念

社会医学的基本逻辑，首先是通过社会卫生状况分析，找出人群存在的健康问题，即"社会医学诊断"。然后找出影响健康的因素，特别是社会学因素，即"社会病因学分析"。最后提出相应的社会卫生策略，即"社会医学处方"。本章介绍第三步，社会卫生策略。

策略（strategy）是指行为主体在一定时期内为实现特定目标所采取的最优路径，以及相应的行动。社会卫生策略（social health strategy）是指促进卫生发展和维护人群健康的战略与政策、目标与指标、对策和措施，既包括卫生领域内的策略，如区域卫生规划、社区卫生服务和初级卫生保健、医疗卫生技术等，也包括卫生相关领域的策略，即与目标人群健康相适应的政治、经济、法律和文化教育等方面的措施。

社会卫生策略的根本目的是针对主要的社会卫生问题，以消除影响健康的社会危险因素为目的，采用群体性和综合性策略，最终实现提高人群健康水平的目标。

社会卫生策略随着时代的变化而不断更新。随着社会经济的发展，社会的主要健康问题不断变化，慢性疾病逐渐成为主要的疾病负担，同时新发传染病不断威胁着人类健康。这些健康问题的变化要求我们不断更新社会卫生策略。健康的社会决定因素也在不断变化，老龄化、城镇化、全球化、气候变化、人们生活行为方式等影响健康的社会因素不断变化，社会卫生策略也需要与时俱进地进行调整。

二、社会卫生策略的制定过程

社会卫生策略的制定首先要基于对主要健康问题以及对健康社会决定因素的客观分析和判断。在此基础上，确定需要优先解决的问题。确定优先问题通常有如下三个原则：第一是问题严重程度，通常是专家判断和群众呼声较高的健康问题；第二是有可能的解决方案，一些地方已经积累了相应的解决问题的经验；第三是与国家发展战略相一致，因此决策者需有解决问题的政治意愿。

社会卫生策略的制定包括卫生目标的制定和卫生策略方案的拟定。卫生目标确定是政策制定者要实现的一种理想状态和衡量该目标实现的一系列指标。卫生策略方案拟定则是根据上述目标和指标确定的路径和具体实施方案，不同利益相关方提出相应的方案，对每一个方案的可行性、可能的效果和风险等进行充分论证，形成各方接受的最终方案。最后通过一定的法律程序予以审定，即合法化（legislation）。

第二节　全球卫生策略

全球卫生策略是针对全球面临的主要健康问题，由 WHO 和其他国际组织倡导的总体卫生发展战略目标以及相关实施路径。全球卫生策略包含的内容十分广泛，本节主要介绍初级卫生保健、千年发展目标与可持续发展目标，以及健康融入所有政策等内容。

一、初级卫生保健

（一）初级卫生保健的发展历程

1977 年，第 30 届世界卫生大会确立了全球卫生发展目标：2000 年人人享有卫生保健（health for all in 2000）。即到 2000 年，人们将从家庭、学校、工作场所等基层做起，采用切实可行的卫生措施预防疾病，减轻患者及伤残者的痛苦，通过更好的途径使儿童、青年、成年到老年顺利地度过一生；在不同国家、地区和人群间公平地分配卫生资源，使多数个人和家庭都能积极参与并获得初级卫生保健。"2000 年人人享有卫生保健"未能完全实现其目标，但是这项全球卫生策略对人类健康的促进作用是巨大的，也是制定和实施社会卫生策略的典范。

为了推动"人人享有卫生保健"的目标，1978 年，WHO 和联合国儿童基金会在阿拉木图召开了国际初级卫生保健会议，指出初级卫生保健（primary health care）是实现"人人享有卫生保健"战略目标的关键和基本途径。此后，WHO 不断重申初级卫生保健在卫生体系中的重要作用。2008 年，在阿拉木图宣言 30 周年之际，世界卫生组织发布世界卫生报告，题为《初级卫生保健，过去重要，现在更重要》。2018 年，阿拉木图宣言 40 周年之际，WHO、联合国儿童基金会和哈萨克斯坦政府在哈萨克斯坦的阿斯塔纳举行全球初级卫生保健会议，发表了《阿斯塔纳宣言》，重申初级卫生保健是实现全民健康覆盖（universal health coverage）的基础。

（二）初级卫生保健的概念

初级卫生保健的概念一再被重新诠释和定义。在某些情况下，它是指提供门诊或初级的个人医疗保健服务，即基层医疗服务。在其他情况下，初级卫生保健被理解为针对低收入人群的一套重点卫生干预措施（又称为选择性初级卫生保健）。也有人将初级卫生保健理解为人类发展的重要组成部分，侧重于经济、社会和政治等相关因素。

WHO 为初级卫生保健提供了一个综合定义，包括以下三方面内容：

1．提供全生命周期的综合性服务，包括促进、保护、预防、治疗、康复和姑息治疗，以满足人们的健康需求。优先选择一些针对个人和家庭的基本医疗服务和针对人群的基本公共卫生服务，作为整合型卫生服务的核心内容。

2．系统解决更广泛的健康社会决定因素（包括社会、经济、环境以及人们的特征和行为），这需要多部门合作，采取基于循证的公共政策和行动。

3．为个人、家庭和社区赋能，使其致力于倡导健康促进政策，共同开发健康和社会服务，为自己和他人提供照护，最终提高自身和社区居民的健康。

（三）初级卫生保健的基本原则

初级卫生保健有四个基本原则：

1．公平公正原则　初级卫生保健要体现卫生资源分配和卫生服务利用的公平性，不同人群应当有公平的机会获得卫生资源和利用卫生服务，进而达到尽可能好的健康水平。特别要保护一些弱势群体（如低收入和老年人等）的卫生服务可及性。

2．社区参与　初级卫生保健要充分发挥个人、家庭和社区的作用，依靠社区参与，改变不良的卫生习惯和生活方式，提高自我保健能力。

3．成本效果和成本效益　初级卫生保健强调以较小的投入获得较大的健康产出。

4．部门间合作　由政府领导，各部门共同参与，与卫生部门协调一致工作。

（四）初级卫生保健面临的挑战

在国际上，初级卫生保健的发展受到两方面因素的影响：一是"有选择的初级卫生保健"；二是"新自由主义"思想。

在 1978 年阿拉木图会议之后不久，就有人提出了"有选择的初级卫生保健"，主张在短期内，应当集中力量于少数主要健康问题和主要因素进行符合成本效益的干预，而不是全面加强卫生系统，这实际上忽略了初级卫生保健策略所强调的影响健康的相关社会和政治因素。该观点认为"有选择的初级卫生保健"在经济上更有吸引力，在政治上更可行。因此，针对单个疾病的干预模式被广泛应用，而针对卫生服务体系采取综合性策略的方式则被忽略。"有选择的初级卫生保健"在短期内取得了改善特定健康指标的效果，但放弃了《阿拉木图宣言》中有关社会公平和卫生系统发展的核心内容，改变了初级卫生保健的宗旨和预定轨道。

20 世纪 80 年代，全球范围内的社会经济发展出现了"新自由主义"思想，其核心思想是没有政府干预的自由市场能够最有效地分配资源和公共产品。"新自由主义"认为经济增长是快速发展和最终改善所有人生活的关键，各国应当迅速有效地采取措施刺激经济增长，而不必担心短期的负面后果。"新自由主义"给教育和卫生等社会发展领域带来了消极的影响，贫困社区和弱势群体的健康状况进一步恶化，卫生不公平性加剧，在这样的环境下，各国的初级卫生保健也缺少来自政府的支持。

由于"有选择的初级卫生保健"和"新自由主义"的双重影响，初级卫生保健的策略未能完整而持续地付诸实践。

二、千年发展目标与可持续发展目标

（一）千年发展目标

2000 年，联合国千年首脑会议签署了《联合国千年宣言》，就消除贫穷、饥饿、疾病、文盲、环境恶化和对妇女的歧视，商定了一套有时限的目标和指标。这些目标和指标被置于全球议程的核心，统称为千年发展目标（millennium development goals，MDGs）。这是一幅由全世界所有国家和主要发展机构共同绘制的蓝图。千年发展目标包括 8 项总目标：①消灭极端贫穷和饥饿；②普及小学教育；③促进两性平等并赋予妇女权力；④降低儿童死亡率；⑤改善孕产妇保健；⑥对抗艾滋病以及其他疾病；⑦确保环境的可持续发展；⑧全球合作促进发展。其中有 3 项目标是专门针对卫生健康的，具体目标如下。

目标 4. 降低儿童死亡率：与 1990 年相比，2015 年全球五岁以下儿童死亡率降低三分之二；

目标 5. 改善孕产妇保健：与 1990 年相比，2015 年全球孕产妇死亡率降低四分之三；到 2015 年实现普遍享有生殖保健；

目标 6. 对抗艾滋病以及其他疾病：遏止并扭转艾滋病的蔓延；到 2010 年，向所有需要者普遍提供艾滋病治疗；遏止并扭转疟疾和其他主要疾病的发病率增长。

千年发展目标引发了有史以来全球最大的反贫困运动，8 项目标分别被转化为各领域的实际行动，从全球范围改变了人们的生活和未来，帮助 10 亿多人摆脱了极端贫困，挽救了数百万人的生命。千年发展目标在卫生领域具体目标方面成绩显著，中低收入国家在降低孕产妇死亡率和儿童死亡率、防治艾滋病、疟疾和结核病等传染病方面取得了巨大进展，全球健康状况明显改善。千年发展目标的成就表明全球行动行之有效，只要具备针对性的干预措施、合理的战略、充分的资源和政治意愿，即使最贫困的国家也能取得前所未有的巨大进步。

千年发展目标也存在一些局限性。首先，一些具体指标并没有实现预定的目标。如全球孕产妇死亡率由 1990 年的 380/10 万下降到 210/10 万，下降了 45%，没有达到下降四分之三的预期目标。其次，千年发展目标强调全球统一的目标，而事实上，不同国家处于不同发展阶段，特别是一些非洲国家和受战乱冲突影响的地区，实现千年发展目标具有较大的困难。千年发展目标注重平均的发展水平，但没有对健康公平给予足够的重视。最后，千年发展目标促进了垂直的疾病控制项目的发展，对卫生系统的建设没有足够重视，一些国家的卫生系统甚至受到不同程度的削弱。

（二）可持续发展目标

2015 年联合国可持续发展峰会评估了千年发展目标的落实情况，并制定了 2030 年可持续发展议程。该议程所提出的可持续发展目标（sustainable development goals，SDGs）框架远远超越了千年发展目标，除了保留消贫、保健、教育、粮食安全和营养等发展优先事项外，还提出了各种广泛的经济、社会和环境目标，并提出了执行手段。

可持续发展目标包括 17 项总目标和 169 项具体目标。与千年发展目标相比，可持续发展目标标准更高，覆盖面更广，指标之间的关联性更强，实施难度也更大，特别是广大发展中国家将面临更加严峻的挑战，需要做出更大的努力。

可持续发展目标将卫生和健康再次放到了全球发展的重要位置。在 17 项总目标中，第 3 项总目标是"确保健康的生活方式，促进各年龄段人群的福祉"，与卫生领域直接相关。具体目标包括：

3.1 到 2030 年，全球孕产妇每 10 万例活产的死亡率降至 70 人以下；

3.2 到 2030 年，消除新生儿和 5 岁以下儿童可预防的死亡，各国争取将新生儿每 1000 例活产的死亡率至少降至 12 例，5 岁以下儿童每 1000 例活产的死亡率至少降至 25 例；

3.3 到 2030 年，消除艾滋病、结核病、疟疾和被忽视的热带疾病等流行病，抗击肝炎、水传播疾病和其他传染病；

3.4 到 2030 年，通过预防、治疗及促进身心健康，将非传染性疾病导致的过早死亡减少三分之一；

3.5 加强对药物滥用包括滥用麻醉药品和有害使用酒精的预防和治疗；

3.6 到 2020 年，全球公路交通事故造成的死伤人数减半；

3.7 到 2030 年，确保普及性健康和生殖健康保健服务，包括计划生育、信息获取和教育，将生殖健康纳入国家战略和方案；

3.8 实现全民健康覆盖，包括提供经济风险保护，人人享有优质的基本保健服务，人人获得安全、有效、优质和负担得起的基本药品和疫苗；

3.9 到 2030 年，大幅减少危险化学品以及空气、水和土壤污染导致的死亡和患病人数。

除了以上 9 项具体目标外，SDG3 还提出了 4 项具体执行的目标。

3.a 酌情在所有国家加强执行《世界卫生组织烟草控制框架公约》；

3.b 支持研发主要影响发展中国家的传染和非传染性疾病的疫苗和药品，根据《关于与贸易有关的知识产权协议与公共健康的多哈宣言》的规定，提供负担得起的基本药品和疫苗，该宣言确认发展中国家有权充分利用《与贸易有关的知识产权协议》中关于采用变通办法保护公众健康，尤其是让所有人获得药品的条款；

3.c 大幅加强发展中国家，尤其是最不发达国家和小岛屿发展中国家的卫生筹资，增加其卫生工作者的招聘、培养、培训和留用；

3.d 加强各国，特别是发展中国家的早期预警、减少风险，以及管理国家和全球健康风险的能力。

除了 SDG3 与卫生健康直接相关外，还有 8 项总体目标所涉及的内容是重要的健康社会决定因素，与卫生健康工作间接相关，分别是：

目标 1. 在全世界消除一切形式的贫困；

目标 2. 消除饥饿，实现粮食安全，改善营养状况和促进可持续农业；

目标 5. 实现性别平等，增强所有妇女和女童的权能；

目标 6. 为所有人提供水和环境卫生并对其进行可持续管理；

目标 7. 确保人人获得负担得起的、可靠和可持续的现代能源；

目标 11. 建设包容、安全、有抵御灾害能力和可持续的城市和人类住区；

目标 16. 创建和平、包容的社会以促进可持续发展，让所有人都能诉诸司法，在各级建立有效、负责和包容的机构；

目标 17. 加强执行手段，重振可持续发展全球伙伴关系。

（三）全民健康覆盖

在 SDG3 中，3.8 是实现全民健康覆盖（universal health coverage）。WHO 给出的定义为"所有人都可以获得其所需要的卫生服务，而不必面临经济困难"。全民健康覆盖的评价指标有两个：一是基本卫生服务覆盖率（coverage of essential health services，SDG 3.8.1）；二是经济风险保护（financial protection，SDG 3.8.2）。

加强卫生系统建设，促进卫生系统的公平、质量、反应性、效率和应变能力是实现全民健康覆盖的关键途径。加强卫生系统建设，提高卫生系统绩效，需要从卫生系统的三个方面切入，即服务提供、卫生筹资和卫生系统治理。

三、健康融入所有政策

全球范围内，健康不公平现象普遍存在。造成健康不公平的因素除了医疗卫生服务体系不合理外，主要是个人出生、生长、生活、工作和养老的环境不公平，而决定人们日常生活环境不公平的原因是权力、金钱和资源分配的不合理，其根源是在全球、国家、地区和地方层面上广泛存在着政治、经济、社会和文化等制度性缺陷。这些社会制度所涉及的部门众多，包括教育、交通、住房、就业、农业、环境保护和社会保障等。

因此，为了促进健康，尤其是实现不同人群之间的健康公平，需要改善健康的各项社会决定因素，例如公共交通、受教育机会、获得健康食品、经济机会等。与此相关的许多公共政策可能会产生利益冲突，也可能导致预期以外的影响。这需要采用新颖的解决办法，并需要改变政府各部门各自为政的状况，建立多部门合作的沟通和决策渠道。

"健康融入所有政策"（health in all policies，HiAP）是一项跨部门的公共政策方法，这一方法系统性地考虑各种因素对健康的影响，寻求政策协同，避免损害健康，以改善人口健康和健康公平。

2006 年，芬兰的卫生部门最早提出并发展了"健康融入所有政策"的概念。2010 年，WHO 在澳大利亚举办的"健康融入所有政策"的国际会议上，发表了《2010 阿德莱德声明》。该声明旨在联合地方、区域、国家和国际不同层次的决策者共同参与"健康融入所有政策"的实践。2014 年，第 67 届世界卫生大会提出为增进健康和健康公平采取跨部门可持续行动，促进社会和经济发展。

第三节　中国的主要社会卫生策略

一、中国的初级卫生保健

中国的初级卫生保健工作可以分为三个阶段。1949—1978 年为第一阶段，建立初级卫生保健体系；1978—2009 年为第二阶段，落实国际社会关于初级卫生保健的发展目标；2009 年以后为第三阶段，是城乡统筹，建立基本医疗卫生制度的新医改阶段。

第一阶段：从 20 世纪 50 年代初至 70 年代后期，中国逐步建立健全农村三级医疗预防保健网，培养了一支适合农村卫生工作需要的赤脚医生和乡村医生队伍，发展农村合作医疗制度，这三者被称为中国农村卫生事业的三大支柱，为发展中国家实施初级卫生保健提供了丰富的实践经验，对初级卫生保健概念的提出做出了贡献。

第二阶段：1978 年改革开放以来，中国的经济体制改革带来农村经济社会的快速发展，卫生筹资机制随着社会主义市场经济体制的建立发生了变化。为保证农村卫生和预防保健两个战略重点，1990 年，国家计划委员会、农业部、国家环境保护局、全国爱国卫生运动委员会与卫生部联合出台了《我国农村实现"2000 年人人享有卫生保健"的规划目标》，强调把初级卫生保健纳入经济社会发展规划。在全社会的积极参与和共同努力下，到 2000 年，绝大部分农业县达到或基本达到规划目标要求。为推动新一轮全国农村初级卫生保健工作的开展，2002 年国家颁布了 2001—2010 年《中国农村初级卫生保健发展纲要》，其目标是"健全农村卫生服务体系，完善服务功能，实行多种形式的农民医疗保障制度，解决农民基本医疗和预防保健问题，努力控制危害严重的传染病、地方病，使广大农村居民享受到与经济社会发展相适应的基本卫生保健服务，不断提高农民的健康水平和生活质量"。

第三阶段：2009 年，新一轮医药卫生体制改革将加强城乡基层医疗卫生服务能力、基本公共卫生服务均等化、建立健全基本医疗保障制度、建立基本药物制度等列入新医改的重点任务。

二、医药卫生体制改革

中国在计划经济时期，卫生事业取得了巨大的成就。从改革开放开始，卫生领域改革借用企业改革的思路，政府投入水平逐年下降，卫生事业发展越来越依靠市场筹资，利用市场机制提高医疗机构的服务效率。这些改革在扩大医疗资源总量、提高服务能力、调动医务人员积极性等方面发挥了积极作用，但也导致医疗机构过度追求经济效益，公共卫生服务弱化。同时，城市和农村的医疗保障制度也受到很大冲击。

1997 年，面对市场经济条件下卫生事业出现的诸多问题，中共中央、国务院颁布"关于卫生改革与发展的决定"，着重强调卫生事业的公益性，开始进行医药卫生体制改革（简称医改）。但实施几年后，其改革效果却不理想。首先，绝大多数农村和城镇居民没有基本医疗保险覆盖，个人自付卫生费用占卫生总费用的比例高达 60% 左右，公众对卫生服务可及性和医疗经济负担抱怨增加，许多人没有能力支付医疗费用。其次，2003 年在中国暴发的严重急性呼吸综合征（SARS），凸显了健康对人类发展的重要性，政府开始更加关注卫生体系对社会经济发展的影响。再次，2005 年一份公开发表的关于医改效果的报告，引起了社会舆论对于继续深化改革的讨论。

为了回应社会对卫生体系的关切，2009 年 3 月，中共中央、国务院发布"关于深化医药卫生体制改革的意见"，标志着中国新一轮医改的开始。改革的目标是到 2020 年，通过加强和完善医疗卫生服务体系、医疗保障体系和基本药物制度，初步建立起公平有效的基本医疗卫生制度。

中国过去 10 年的医改主要覆盖 5 个重点领域，这些政策的核心是解决"看病难、看病贵"问题。

1. 卫生筹资改革 主要集中在扩大和巩固基本医疗保险人口和服务覆盖面。中国三项基本医疗保险，农村居民和城镇居民基本医疗保险主要由政府筹资，城镇职工基本医疗保险主要由企业和职工出资。城乡居民基本医疗保险制度已基本完成整合。但城乡居民和城镇职工基本医疗保险的人均筹资额度差别较大，整合为单一的基本医疗保险制度尚需时日。

2. 建立国家基本药物制度 取消药品加成，改变公立医疗机构的补偿机制，是基本药物制度改革的重要内容。改革前，医疗机构过度依赖药品收入，这是导致药品过度使用的重要原因。医疗机构取消药品加成后的损失，主要由政府补贴和基本医疗保险资金进行补偿。

3. 基层卫生改革 加强基层医疗卫生机构的服务能力一直是医改工作的重点。政府增加财政投入改善基层医疗卫生机构工作条件，出台了一系列政策以提高基层医疗卫生人才的培养和激励使用。

4. 基本公共卫生服务均等化 建立基本公共卫生服务均等化制度的目的是保障全体居民享受基本的公共卫生服务。中央政府主要为中低收入省份提供资金保障，收入水平较高省份主要由地方政府提供资金。人均资金额度和服务包每年进行调整。

5. 公立医院改革 约 60% 的卫生资源集中在公立医院，改革公立医院是解决"看病难、看病贵"问题的关键。公立医院改革是医改中最困难的部分，为此在管理体制、补偿机制及运行机制等方面进行了改革探索。

2009 年医改总体上取得了阶段性成效。首先，医改期间，政府和社会卫生支出增加。政府新增卫生投入向经济欠发达地区倾斜。持续增加的政府投入是实现基本医疗保险制度和基本公共卫生服务均等化制度全民覆盖的关键。其次，卫生服务可及性改善，健康差距缩小。基本医疗保险制度全民覆盖，以及卫生服务供给水平的提高，是卫生服务可及性改善的重要原因。医改期间，不同省份及城乡之间孕产妇死亡率的差距出现了缩小的趋势。基本医疗保险制度将住院分娩纳入到服务包，加强贫困地区妇幼卫生服务体系建设，是缩小地区间和城乡间妇幼健康差距的重要因素。

我国医改在取得显著成就的同时，也存在着尚未解决以及新出现的挑战。首先，基层医疗卫生服务能力不足，患者倾向到二三级医院就医，导致基层卫生服务利用不高。其次，医疗费用快速攀升，资源使用效率较低，在基本医疗保险制度实现全民覆盖后，卫生服务供需双方可能出现道德损害现象，即服务提供者可能过度提供、患者可能过度利用，加上按项目付费支付制度，是导致医疗卫生费用快速增长的重要因素。最后，部门间缺乏协调和体系的碎片化，大多数医疗卫生机构缺乏合作的动机，尽管政府大力推进医联体建设，但促进机构有效合作的机制还没有真正建立起来。

三、健康中国 2030

2016 年，中共中央、国务院发布了《"健康中国 2030"规划纲要》。以"健康优先、改革创新、科学发展和公平公正"作为主要原则，推进健康中国建设，是全面建成小康社会、基本实现社会主义现代化的重要基础，是全面提升中华民族健康素质、实现人民健康与经济社会协调发展的国家战略，是积极参与全球健康治理、履行 2030 年可持续发展议程国际承诺的重大举措。

（一）"健康中国 2030"的战略主题

"共建共享、全民健康"是建设健康中国的战略主题。共建共享是建设健康中国的基本路径。从供给侧和需求侧两端发力，统筹社会、行业和个人三个层面，形成维护和促进健康的强大合力。要促进全社会广泛参与，强化跨部门协作，深化军民融合发展，调动社会力量的积极性和创造性，加强环境治理，保障食品药品安全，预防和减少伤害，有效控制影响健康的生态和社会环境危险因素，形成多层次、多元化的社会共治格局。要推动健康服务供给侧结构性改革，卫生计生、体育等行业要主动适应人民健康需求，深化体制机制改革，优化要素配置和服务供给，补齐发展短板，推动健康产业转型升级，满足人民群众不断增长的健康需求。要强化个人健康责任，提高全民健康素养，引导形成自主自律、符合自身特点的健康生活方式，有效控制影响健康的生活行为因素，形成热爱健康、追求健康、促进健康的社会氛围。

全民健康是建设健康中国的根本目的。立足全人群和全生命周期两个着力点，提供公平可及、系统连续的健康服务，实现更高水平的全民健康。要惠及全人群，不断完善制度、扩展服务、提高质量，使全体人民享有所需要的、有质量的、可负担的预防、治疗、康复、健康促进等健康服务，突出解决好妇女儿童、老年人、残疾人、低收入人群等重点人群的健康问题。要覆盖全生命周期，针对生命不同阶段的主要健康问题及主要影响因素，确定若干优先领域，强化干预，实现从胎儿到生命终点的全程健康服务和健康保障，全面维护人民健康。

（二）卫生工作方针

卫生工作方针是不同时期卫生发展策略的集中体现，是针对某一特定历史时期和社会经济发展水平的不同节点，对卫生发展趋势和全局性卫生问题做出的总体判断，是对卫生发展理念、优先发展重点、基本要求和对策措施的高度概括，是政府领导卫生工作的基本指导思想。卫生工作方针是中国各项卫生政策制定和实施的基本依据，具有鲜明的时代特征。自新中国成立以来，中国的卫生工作方针共经历过三次变化。

1952年，在第二届全国卫生工作会议上，首次提出了中国的卫生工作方针："面向工农兵，预防为主，团结中西医，卫生工作与群众运动相结合。"在这一工作方针的指引下，我国实施了一系列有力的政策措施，主要有：逐步建立农村县、乡、村三级医疗卫生网，加强疾病控制和妇幼保健，集中力量解决传染病、寄生虫病、地方病等严重危害人民健康的问题，相继建立起劳保医疗、公费医疗和农村合作医疗，形成了政府投入为主，企业和集体经济组织共同支持卫生事业发展，体现福利性的计划经济卫生政策。这一卫生工作方针一致沿用到20世纪80年代。

1997年，中共中央、国务院《关于卫生改革和发展的决定》中提出新的卫生工作方针："以农村为重点，预防为主，中西医并重，依靠科技与教育，动员全社会参与，为人民健康服务，为社会主义现代化建设服务。"该方针是在认真总结新中国成立以来卫生工作的历史经验，结合经济社会和卫生工作的新形势基础上，提出的卫生工作行动指南。在这一方针的指引下，国家制定了一系列支持农村卫生、公共卫生和中医药事业发展的举措，如建立新型农村合作医疗，将妇幼保健目标纳入国家总体发展规划，等等。

2016年，中共中央、国务院召开全国卫生与健康大会，随后发布了《"健康中国2030"规划纲要》，提出新时期的卫生工作方针："以基层为重点，以改革创新为动力，预防为主，中西医并重，把健康融入所有政策，人民共建共享。"

（三）战略目标

到2020年，建立覆盖城乡居民的中国特色基本医疗卫生制度，健康素养水平持续提高，健康服务体系完善高效，人人享有基本医疗卫生服务和基本体育健身服务，基本形成内涵丰富、结构合理的健康产业体系，主要健康指标居于中高收入国家前列。

到2030年，促进全民健康的制度体系更加完善，健康领域发展更加协调，健康生活方式得到普及，健康服务质量和健康保障水平不断提高，健康产业繁荣发展，基本实现健康公平，主要健康指标进入高收入国家行列。到 2050 年，建成与社会主义现代化国家相适应的健康国家。

其中，到 2030 年具体实现以下目标：

1．人民健康水平持续提升。人民身体素质明显增强，2030 年人均健康预期寿命显著提高，达到 79.0 岁。

2．主要健康危险因素得到有效控制。全民健康素养大幅提高，健康生活方式得到全面普及，有利于健康的生产生活环境基本形成，食品药品安全得到有效保障，消除一批重大疾病危害。

3．健康服务能力大幅提升。优质高效的整合型医疗卫生服务体系和完善的全民健身公共服务体系全面建立，健康保障体系进一步完善，健康科技创新整体实力位居世界前列，健康服务质量和水平明显提高。

4．健康产业规模显著扩大。建立起体系完整、结构优化的健康产业体系，形成一批具有较强创新能力和国际竞争力的大型企业，成为国民经济支柱性产业。

5．促进健康的制度体系更加完善。有利于健康的政策法律法规体系进一步健全，健康领域治理体系和治理能力基本实现现代化。

（刘晓云）

第六章 | 社会医学研究方法

社会医学的研究方法体现了交叉学科的特点，借鉴社会学、流行病学、管理学、经济学、政治学等多学科的研究方法，以人群健康状况的改进为最终目的，针对健康状况本身，及其多维度多层次的社会影响因素展开研究。本章将首先阐述社会医学研究问题的提出，针对不同类型研究问题进行研究设计，然后分别介绍定量研究和定性研究的设计和实施，最后介绍系统综述方法，利用和整合现有研究回答社会医学有关问题。

第一节 研究问题的提出和研究设计的构建

一、研究问题的类型

按照要测量和解决的问题类型，社会医学研究可分为四大类：人群健康及其影响因素现况的测量和分析、人群健康及其影响因素现存问题及根源的识别和分析、解决方案的比较和选择以及解决方案的实施和评价。

（一）健康及健康影响因素的现况分析

健康水平以及健康社会决定因素现况的测量和分析致力于发现需要优先解决的问题。在此阶段，研究者需要分析的具体问题包括：人群健康水平现况、健康的某类社会影响因素的现况水平；健康及其影响因素在不同人群中的分布状况；与历史数据的纵向比较，与其他国家或地区的横向比较，或者与发展规划目标相比较。通过这些分析，发现优先干预领域和制订针对性干预措施。例如，健康的一个重要影响因素是卫生服务利用，卫生服务利用分析涉及的研究问题包括：特定区域居民两周门诊就诊率，城乡、不同收入、不同保险类型的居民两周就诊率的差别，近五年本区域居民两周就诊率的变化趋势，等等。

（二）健康及健康影响因素的问题及根源分析

针对健康状况及健康的某类社会决定因素中存在的问题，需要分析问题的决定因素、找到问题的根源，为解决问题寻找干预策略提供信息。在此阶段，研究者需要分析的具体问题包括：理论分析健康水平或者某类社会因素的影响因素，收集数据分析各因素对健康的影响程度。例如，理论分析影响卫生服务利用的因素包括居民个人收入、职业、保险类型等，卫生体系层面的因素包括卫生机构的数量、距离、服务质量等；收集相关数据，分析这些因素对健康是否存在影响，以及影响的程度。

（三）解决方案的比较和选择

在问题解决方案的制订阶段，针对需要优先解决的问题和影响最大的因素，制订最优的干预方案。在此阶段研究者需要解决的具体问题包括：了解已实施的解决此类健康问题或社会决定因素所有可选的干预措施，评价和比较目前相关干预措施的正面效果和负面影响，评估各种可选干预措施的成本，分析可选方案在本国或本地区的可行性。例如，通过前期的分析发现，收入水平和医疗保险是影响卫生服务利用最重要的影响因素，因此扩大医疗保险覆盖可以降低因医疗服务而导致的经济负担，进而改善服务利用，提高服务可及性。接下来需要研究的问题是：扩大医疗保险覆盖率已经有哪些做法？这些做法的效果和成本如何？在本国或者本地区实施这些做法的可行性如何？存在哪些阻碍？

（四）解决方案的实施和评价

解决方案的实施是政策方案确定之后，将政策干预转换为现实的过程。此过程中决策者关心和研究者需要解决的问题是政策执行过程中可能的阻力和动力，评价政策落实的程度，并根据执行中的阻力和落实程度调整解决方案的设计，以便更好地推动解决方案的落实。例如，在提高医保参保率的多种解决方案中，选择"政府补贴参保费"的干预方式之后，研究者需要追踪这个解决方案的实施过程，分析各级政府真正落实补贴的障碍、居民对医疗保险的接纳程度等，并基于此提出适度调整解决方案和实施策略的政策建议。

解决方案的评价是检验政策干预的效果，以确定政策干预的延续、修正或终止。此阶段需要回答的问题是：解决方案的执行是否达到了期望的正面效果（健康或者其社会决定因素中存在的问题是否得到改善）、解决方案推行的成本以及是否产生了负面影响。例如，"政府补贴参保费"的方式实施之后，是否真正促进了居民参加医疗保险以及投入效果如何？研究者需要追踪实施前后居民参保情况、服务利用、政府投入情况的数据，分析政策的成本效果，为其进一步落实或调整提供政策依据。

二、研究设计和研究方法

当人群的健康状况或者其各层面社会决定因素的上述问题出现时，研究者试图观察、分析或解决问题之前需要一个计划，判断需要观察和收集什么、分析什么、如何安排研究过程等，这就是研究设计的内容。

做研究设计时，最核心的任务是明确研究目的。首先要明确研究问题的类型——现状分析、影响因素分析、还是评价和解释因果关系。然后针对问题类型选择合适的研究方法。研究方法的分类和界定有很多种，最常用的分类是定量方法和定性方法。

定量研究中，研究者对概念的观察和收集以定量数据的形式呈现，以便于将资料进行整合和对比，进而为从简单平均到复杂数学模型的统计分析提供可能。因此定量化有助于对研究概念进行更精确的描述和明晰量度概念之间的关系。按照定量研究中观察研究对象、收集研究数据的手段，定量研究通常分为实验研究、调查研究等方法。

定性研究并不将研究问题中设计的概念进行量化，而是在自然情境下对社会现象或事物采用非量化方式收集描述性资料、以归纳法分析诠释资料并形成理论的研究方法。根据定性研究中观察和收集资料的方法，定性研究包括访谈法、专题小组讨论、观察法等。

除了用上述定量和定性方法进行一手数据或资料的收集分析，要解决社会医学相关问题，对已完成的同主题研究进行评价和综述也能在一定程度上有所帮助。在过去几十年间，社会医学类研究的数量有了很大的增长。综述研究就是从大量的、分散的、质量不等的原始研究中提炼出高质量的整合结论。在进行社会医学问题的研究设计之前，通过综述研究也可以了解该问题的研究进展，寻找研究空白，避免重复研究和资源浪费。

（一）不同研究问题适用的研究方法

研究者进行研究设计、选择研究方法时，首先应明确研究目的和待解决问题的类型，然后选择与研究问题类型相匹配的研究方法。

对"现况分析"和"现况的影响因素分析"，定量描述性研究或定性研究可以满足分析此类问题的需要。相应地，综述可以通过纳入、评价和综合已经发表的原始研究，基于现有证据得到整合结论。例如通过卫生服务利用的横断面调查了解特定区域各类人群的卫生服务利用量；利用居民专题小组讨论了解影响其选择就医、或者患病不就医的原因。

对于"解决方案的比较和选择"这类问题，观察研究、实验研究以及系统综述都是可供选择的研究方法。例如通过追踪观察已经试点"政府补贴参保费"地区卫生服务利用的发展趋势，并与未实施试点地区进行比较，评价该方案的效果；在条件许可的情况下，可开展试点实验性评价，通过将研究对象随机分组，进行"政府补贴参保费"和空白组的对照，以评价方案的效果。对已经发表的同类干预评价结果进行综述整合，也是获得结论和证据的可选方法之一。

针对"解决方案的实施"，可以通过观察性研究和定性研究来分析方案执行的推动和阻碍因素。通过纳入、评价和整合已实施同类方案的观察性研究或定性研究的系统综述，也可全面总结方案执行的推动和障碍因素，为完善方案的执行过程提供建议。例如，通过访谈地方财政部门、卫生行政部门的管理人员，可以了解"政府补贴参保费"在实施过程中遇到的困难。

对于"解决方案的评价"问题，往往在方案推行后，利用实验性研究、观察评价研究（时间序列研究，前后对比研究，甚至干预后的描述性研究）来分析方案的效果。例如，在全面推行"政府补贴参保费"方案以后，研究者追踪该观察地区居民卫生服务利用的变化趋势，并与方案实施前进行对比，分析方案实施对服务利用的影响。

（二）研究问题的概念化和测量

确定研究问题及相应的研究方法之后，接下来需要收集回答问题所需要的数据或资料。实施这一步的前提是，研究者要明确观察和收集的对象，这就需要对研究问题进行剖析和界定。

一个研究问题是由很多基本要素构成的。要使一个研究可行、可操作和可测量，需要先对研究问题中涉及的要素进行"概念化"，即将用普通语言表达的研究问题转化为精确的研究概念，使之能被很好地界定并使其具有测量的意义。

研究问题的"概念化"过程，需要把研究对象的本质特征进行抽象和概括。概念具有内涵和外延两个属性，内涵是对事物本质的反映，外延是对事物范围的反映。以"居民对医院门诊服务的满意度现状"为例，这个研究问题涉及的概念包括"医院""门诊服务"和"满意度"。概念可以是有形或者无形的事物和现象，由于不同事物和现象的类型、结构、复杂程度不同，因此概念的抽象程度也不一样。例如，"医院""门诊服务"这些概念，其抽象程度比"满意度"这个概念要低。一般来说，越是抽象的概念，就越难进行直接的观察、测量和描述；越是具体的概念，其内涵和外延就越明确，方便进行直接的观察、测量和描述。

"变量"是"概念"的一种类型，针对那些包含若干个子范畴或属性的概念，用数学术语反映概念在类别、规模、数量、程度等方面的变异情况。例如，"医院"这个变量包含基层医院、二级医院、三级医院等多个取值。另外，与"变量"对应的是"常量"，是指只有一个固定不变取值的概念。

（三）研究假设

与一般的科学研究一样，社会医学研究的基本构成单位是变量，大部分研究要解决的问题即确定变量之间的关系。在确定了概念及其定义，以及测量概念的变量之后，下一步需要提出研究假设。

"假设"是关于变量间关系的陈述，是研究者在研究开始时提出的待验证的命题。整个研究工作的主线就是对假设的验证。研究假设的提出一般源于某种理论。

"理论"是对客观事物的本质和规律的概括性说明，是对现象内在逻辑关系的陈述，是由一定的科学概念、概念间的关系及论证组成的知识体系。

除了"理论"，在研究假设构建和验证中，常用的两个表达概念之间关系的词是"模型"和"框架"。"模型"是根据研究的特定目的，呈现研究概念之间结构、属性、关系、过程等的思维形式，是对复杂事务内在逻辑关系的一种简化表达形式，是理论的一种特殊的、有具体对应物的表达形式。社会医学研究中最常用的是"概念模型"。"框架"则侧重展示概念的内涵和结构，而非概念之间的关系。

第二节　定量研究方法

开展社会医学研究首先要明晰研究目的和研究问题的类型，进行研究设计，选择研究方法，将研究问题概念化和确定测量方法，并根据理论提出研究假设。下一步就是选择合适的方法收集回答研究问题所需的数据，并对数据进行分析。本节将主要介绍定量研究方法。

一、定量研究方法分类

如前所述，定量研究主要适用的研究问题包括：人群健康及其影响因素现况的测量、人群健康及其影响因素的原因识别、现存问题解决方案实施效果评价等。将这些研究问题转化为对应的概念和可测量的变量后，定量研究主要解决的问题是分析变量的特征以及确认变量之间的关系。在变量之间的关系中，由于研究者和决策者更多关心健康问题的解决，所以能解释问题根源或者解决方案效果的"因果关系"识别最受关注。

图 6-1 显示了常用的一些定量研究设计方法和这些设计之间的关系，它们的区别和关联包括：

1. 如果研究过程涉及不同做法或不同因素的比较，通常是"影响因素识别"研究或者"现存问题解决方案实施效果评价"研究，否则就通常是"人群健康及其影响因素现况的测量和分析"，不涉及相关关系或因果关系的识别，后一类研究通常为现况调查研究。

2. 研究过程是否涉及研究对象分组，对涉及的相关关系或因果关系识别的研究，"是"意味着不同特征组别之间的对比研究；"否"意味着通过同一组研究对象在特征变化前后的对比研究。

3. 研究者是否干涉研究对象分组，对于通过不同特征组别之间对比进行的研究，"是"意味着研究者可以控制研究对象分组，这种研究者可施加干预的研究为实验性研究；"否"意味着研究者无法控制分组，只能通过观察已经形成的不同特征分组，分析特征与结果变量之间的关系，即观察性研究（有对照的前后对比研究、队列研究等）。

4. 研究对象分组是否随机，对于实验性研究，"是"意味着是随机对照实验研究；"否"意味着是非随机分配方法的实验研究。

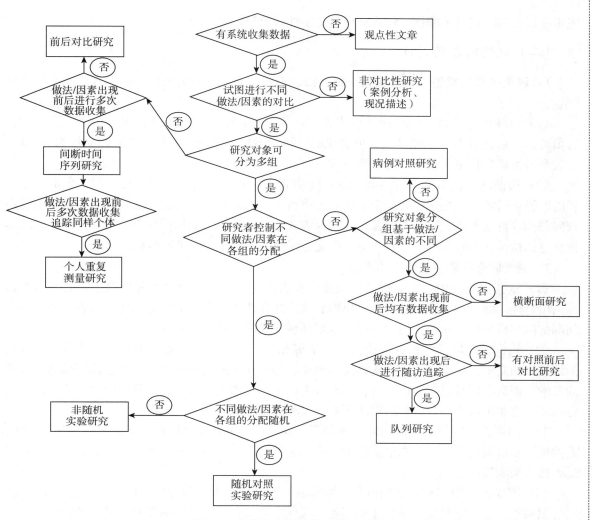

图 6-1 定量研究设计类型及相互关系

二、调查研究

调查研究适用的研究问题非常广泛，无论现况分析、影响因素分析、效果评价，都需要通过调查研究来了解每一个单独变量的现状和分布，这是探索变量之间关系的准备和基础。例如通过现场调查收集人群的患病率、就诊率、儿童生长发育指标等，或者探讨各种因素与健康结局的关系。在典型的调查研究中，研究者先选择研究对象作为样本，然后利用问卷作为收集资料的工具。

（一）调查研究的抽样方法

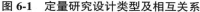

调查研究中选择研究对象的过程就是抽样过程。抽样方法分为两类，即概率抽样和非概率抽样。在概率抽样中，每一个研究对象被抽中的概率是已知的，而在非概率抽样中则是未知的。概率抽样的基本原则是：在无法调查所有研究对象的情况下，抽样过程要使得样本特征能反映研究对象总体的特征，应用统计学方法可以估算抽样误差大小，由样本特征推论总体特征。常用的概率抽样方法有单纯随机抽样、分层抽样、系统抽样（又称机械抽样）、整群抽样等，具体方法介绍可参考相关统计学教材。非概率抽样则简便易行，成本小，能及时获取资料，或用于寻找特定研究对象。非概率抽样的研究结果不宜外推到总体。非概率抽样在定性研究中使用较多，其具体操作方法将在后文"定性研究"部分介绍。

（二）调查问卷的设计

1.调查问卷的类型 根据收集资料方法的不同，问卷可分为两种类型：自填问卷和访谈问卷。

（1）自填问卷：通过面对面发放或者邮寄等方式，将问卷交到受访者手中，由受访者自行填写。一般这种方式需要详细的填表说明，问题不宜太复杂。另外，随着网络技术的发展，在线调查也成为自填问卷的一种重要方式。

（2）访谈问卷：由调查者将问题念给受访者听，并进行适当解释，再由调查者根据受访者的回答进行填写。在这种方式中，填表说明可不列入调查表，适用于较难理解、较复杂的调查问题和教育水平较低的调查对象。在访谈方式上，包括面对面访谈和电话访谈，两种方式相比，电话访谈在时间和成本上有优势，但是访谈更容易被拒绝或遇到阻碍。

2.调查问卷问题设置的总体原则

（1）紧扣研究目的：问卷设计必须按研究者提出的目的进行。实际研究中，需要根据目标列出具体问题，然后将研究问题抽象概念化、操作化为问卷中询问的问题。问卷中的每一个问题都应与研究目的相关，通常不应该包括那些无关的问题。

（2）反向性：问卷的设计与研究步骤恰好相反，问卷中的问题，是在考虑了最终想要得到的结果的基础上反推而来的。这种反向原则，能够保证问卷中的每一个问题都不偏离研究者的目的，而且在问题提出和设计时，已充分考虑了问题的统计分析方法和对应要回答的具体研究问题，避免出现无法分析和处理或使处理过程复杂化的问题和答案。

（3）实用性：问卷的提问用词必须得当，容易被理解。要求用词必须简单、清楚，具体、不抽象，尽量避免使用专业术语。要考虑受访者的背景和兴趣、知识和能力等，鼓励受访者尽最大努力来回答问卷。

（4）需要进行预调查：根据研究目的完成问题设计、形成问卷初稿后，需要进行预调查。通过预调查，让一定数量受访者完成问卷，发现问卷设计中存在的错误和不足并进行完善。

3.问题设计的原则 问题问法的设计过程就是将研究概念和变量进行操作化的过程。以下原则可帮助构建问题时，实现对变量更好的操作化，同时避免出现无用甚至误导信息。

（1）选择合适的问题形式：提问的形式可以是"陈述"或者"问题"。疑问句最常用，但如果试图测量受访者的态度或者观点的强烈程度，可以通过陈述来总结态度，让受访者回答同意或不同意以及其程度。典型的例子是李克特量表对工作满意度的测量，受访者对"总体上我对工作非常满意"的陈述回答分为十分同意、同意、不同意和十分不同意。

（2）开放式问题和封闭式问题

1）开放式问题：要求受访者针对问题做出自己的回答，然后让受访者自己填写答案。在后面"定性研究方法"的部分将看到，定性访谈基本上依赖于开放式问题。在定量调查中有时也会用到开放式问题。

开放式问题的优点：①可用于事先不知道问题答案的情况，让受访者自由发挥，可以反映不同受访者答案之间的细微差异；②适用于有10种以上备选答案的情况，避免因备选答案过多引起受访者的厌倦情绪。开放式问题的缺点：①需要受访者有较高的知识水平和语言表达能力，不适用于自填式问卷；②需要花费受访者较多的时间和精力而导致回答率低；③归类编码和统计更加耗时；④编码过程需要研究者解释回答的意义，因而容易造成理解偏移。

2）封闭式问题：要求受访者在研究者所提供的备选答案中做出选择。例如："您不选择基层卫生服务机构就诊的原因是什么"，答案包括"a）服务质量差；b）药品不齐全；c）没有可信任的医生；d）其他原因，请注明_____"。封闭式问题能够保证回答更具有一致性，更容易操作，在定量调查研究中最常用。

封闭式问题的优点：①能够保证回答具有更高的一致性，更容易操作；②对受访者来说容易回答和接受，回收率较高；③适用于某些敏感性的问题，如经济收入，如果用不同等级作为答案，则更容易获得相对真实的回答；④可以直接转化为电子格式，容易进行比较和统计分析。封闭式问题的缺点：①备选答案列举不全，受访者可能不同意列出的所有备选答案；②受访者不知道如何回答时，可能会随便选择，容易引起误差。

在实际应用中，由于开放式问题在适用范围和统计分析等方面的缺陷，问卷调查多以封闭式问题为主。但封闭式问题设计应遵循两条原则：第一，备选答案的分类应该穷尽所有可能性，因此常常通过增加"其他，请注明_____"来保证穷尽；第二，备选答案的分类必须是互斥的，不应该让受访者觉得好像可以选多个答案（除非问题本身意图就是让受访者选多个答案）。

（3）问题要界定和表述清楚：问卷中的问题必须清楚明确。调查中可能存在不清楚、含糊、容易引起误解的问题。如问题"您对药品降价政策是否满意"，受访者可能不清楚是"哪一个政策"；又例如问题"您上周是否去过医院就诊"，关于"上周"是指调查日的前七天还是调查周之前的一周，都需要界定清楚。

（4）避免双重问题：研究者向受访者提出一个实际上具有多重内容的问题，但又期待着单一答案。当研究者将一个复杂问题作为一个问题设计时，这种缺陷就容易发生。

（5）避免诱导性问题：诱导性问题容易使无主见的受访者受到引导，例如，"难道您不觉得这次就诊费用很高吗"，这类提问会人为增加某些特定答案的概率，从而产生误差。

（6）避免问题表述太长：为了提高明确性和精确性，研究者有时倾向于使用长而复杂的语句表述问题，这容易导致受访者不愿意认真阅读、理解和分析问题。因而问题的设计最好能够让受访者迅速阅读和理解其内容。

（7）慎重使用否定性问题：问卷中的否定词容易引起误解，例如问题"我不认为这次就诊经历是满意的"这个陈述式，相当部分的受访者可能会忽略"不"字，并在此基础上做出回答。

4．问题答案设计的原则　问题答案的格式由问题的特性决定，通常有五种格式：

（1）填空式：这种形式常用于一些事实性、可以定量的问题，例如："您家有几口人？"

（2）二项选择式：在问题后给出"是"和"否"两个备选答案，或者两个相互排斥的备选答案，统计上作为"0-1型"或二分类变量。这种答案格式的优点是对研究者和受访者都简便易行，应用广泛。但是，将一些比较复杂的问题简化为二项选择后，意味着研究者要人为合并许多相关却程度有差异的答案，测量的信度会降低（后面章节将具体介绍测量的信度和效度）。

（3）多项选择式：备选答案的数量超过两个。对于连续型变量的测量可以用填空式，也可用多项选择式。要注意备选答案的数量，数量太少，信度会下降，导致问卷测量的稳定性不佳；备选答案太多，会增加问卷的篇幅和受访者不耐烦的可能性。一般认为，5～7个备选答案是比较适宜的。备选答案的排序要求：对于有顺序关系的答案，应该按照顺序排列，以免逻辑混乱影响选择；对于没有顺序关系的备选答案，无顺序安排要求，但应考虑到备选答案的次序可能影响受访者的选择。

对于多项选择式，有时候需要受访者只选择一个答案（单选题）、有时候希望受访者选择所有合适的答案（多选题）。问卷中需要对单选题和多选题进行清晰的标注和说明。例如，"请选择您对这次门诊服务不满意的主要原因（请选择一个最主要的原因）"。有些问题需要受访者对所有答案选项进行排序，例如"在选择卫生服务机构时，请您对所考虑的下列因素的重要性进行排序"，类似问题需要说明排列几个答案，如全部、前两个、第一个和最后一个等。

（4）图表式答案：有些问题的答案可以用图表的方式列出，回答者在图表上表示自己的意见。常见的有线性尺度、梯形等。其中，线性尺度用得最多，通常绘出一条 10 cm 长的刻度线，线的两端点分别表示某项特征的两个极端情况，受访者在线上的适当地方做标记来回答。这种答案形式的优点是直观易理解，研究者不必想出许多形容词来描述答案，并能获得定量资料；缺点是受访者选择刻度时容易有失误，并且很少有人选择线性尺度的极端。

（5）矩阵式答案：有时调查问卷中几个问题具有相同分类的答案，尤其是使用李克特答案分类的时候，此时可以建构一个矩阵式的问题和答案。这种形式的优点是能有效利用空间，受访者能够迅速回忆上一个问题，通过比较决定答案；缺点是会强化一些受访者的回答模式，当问题转化为以相反的倾向陈述时，容易导致错误的答案。其解决办法是交叉放置正反倾向的陈述，尽量使问题陈述简短和清楚。表 6-1 显示了矩阵式问题的样式，其问题是调查基层卫生服务机构的服务功能。

表6-1 基层医疗卫生机构需要提供的服务类型

	您认为基层医疗卫生机构应该负责下列疾病哪些服务（在表中相应的位置打✓）				
疾病类型	初步诊断	确诊	治疗	康复	护理
1 慢阻肺					
2 高血压					
3 糖尿病					
4 癌症					

5. 问题排序的原则

（1）问题排序会影响受访者的回答，但问题排序没有金标准，要根据具体研究问题和逻辑具体考虑，保持对排序问题的敏感并尝试估计不同排序的影响。如果意识到问题序列相当重要，可以用不同的问题序列建构多个版本的问卷，通过预调查中使用不同版本收集资料的分析，判断排序的影响。

（2）尽量避免问题的随机排序，随机排序会导致问题不好回答，使受访者不得不经常转化注意力。

（3）敏感性问题不应该放到问卷的开始，例如经济收入、宗教信仰、性行为或者吸毒的问题，放到问卷开始会引起受访者的反感，影响对后面问题的回答。

（4）封闭式、容易回答的问题宜放到问卷的前面部分，例如年龄、性别等人口学资料。在自填问卷中，人口学资料放到前面已成为固定模式，但其实受访者对这种设计并不感兴趣；如果问卷调查方式是访谈，始于人口学资料容易营造比较融洽的气氛，使受访者放松。

6. 问卷测量的信度和效度

如前所述，问卷问题设计就是对研究变量进行测量的过程。例如，要测量受访者的"体重"这个变量，可以用受访者自己报告的估计体重，也可以让受访者站在磅秤上测量体重。而衡量不同测量方法的标准包括精确度、准确度、信度和效度。

（1）精确度和准确度：测量有不同的精确度，精确的测量结果优于不精确的测量结果。例如，一个受访者"43 岁"，比测量结果为"40 多岁"要精确得多。

准确度则更为重要。例如测量受访者出生地，若受访者出生地为山东省，测量结果为"中国东部地区"虽然是不精确的，但是这比"中国西部地区"这种结果更准确地反映了现实。

（2）信度：信度（reliability）是指测量结果的可靠程度，通过重复测量评估结果的稳定性和一致性，可以判断测量方法的信度。以下方法和衡量信度的技术可以帮助研究者建立有信度的测量。

第一，复测信度。用同一个问卷在不同时间对同一个受访者进行重复测量，比较两次测量结果之间的一致程度。这是应用最多的一种方法。

第二，复本信度。设计另外一种与研究问卷在测量内容、答案形式方面高度类似的问卷，同时测量同一个受访者，评价两个问卷测量结果的相关性。但设计真正的复本问卷往往是非常困难的，通常的做法是采用他人使用过、经过检验的、已经有一定可信性的问卷作为复本，评价待测评问卷与此问卷测量结果的相关性。

第三，折半信度。鉴于设计复本问卷非常困难，可以将一个问卷分拆为两半，分别作为各自的复本，然后使用复本信度的方法。

（3）效度：效度（validity）是指测量结果与试图要达到的目标之间的接近程度。衡量和提高效度主要从四个方面进行。

第一，表面效度。从表面上看，问卷的条目是否都与研究者想要了解的问题相关，这往往需要专家的评价。

第二，内容效度。问卷所涉及的内容能在多大程度上覆盖研究概念所包含的各个维度。内容效度也是主观指标，实际调查问卷设计中，往往由专家根据对研究问题的了解和研究经验，判断问卷内容相对于研究概念的完整性。

第三，结构效度。用两个相关的可以相互取代的测量尺度对同一个概念交互测量，如果能取得同样的结果，可认为有结构效度。例如根据理论假设，对"工作满意度"与"离职倾向"有关，如果对两者的测量结果显示相关，就证明了对"工作满意度"的测量有结构效度。

第四，准则效度。问卷测量结果与标准测量的接近程度。

（4）信度和效度的关系：信度和效度之间经常存在不一致的情况，有时候需要进行信度和效度之间的取舍。

第一，有信度的测量不一定有效度。即信度高，效度不一定高。例如测体重时所使用的磅秤刻度是调低 5 磅的，虽然每次称出来的重量相同（有信度），但这个测量方法并没有效度。

第二，有效度的测量一定有信度。相应地，无信度的测量一定没有效度。在研究中，遇到有丰富内涵的概念，通常可信的操作化定义和测量方法往往削弱概念的丰富内涵、降低效度。研究者需要在信度和效度中间做一个平衡的取舍和决定。

三、实验研究

按照图 6-1 显示，如果研究过程中"研究者控制不同做法 / 因素在各组的分配"的回答为"是"，则研究为实验法。实验法是指研究者可以改变或控制一个或一个以上的变量和研究环境，借此验证变量之间的因果关系。因此主要适用的研究问题包括：健康问题和影响因素的解决方案选择及效果评价，因为其中涉及解决方案与效果之间因果关系的探索。例如，研究农村儿童营养剂补充对改善儿童发育的效果。

（一）实验设计的基本原则

在所有自然科学和社会科学研究中，实验研究都涉及三类主要元素：自变量与因变量、前测与后测、实验组与对照组。

1. 自变量（干预）与因变量（结果） 实验研究通常是研究和分析自变量对因变量的影响。往往自变量是实验中的干预因素，具有两种或多种属性的分类变量（以二分类变量居多）。实验研究即研究者可以控制干预的出现或者不出现，并观察是否是干预出现导致的结果差异。

2. 前测与后测 在实验研究设计中，通常受试者的因变量要进行实验干预前的测量，接受干预后，进行因变量的后测。因变量前后测之间的差异，可能是受到干预的影响，但也可能是由于受试者因变量在实验前后本身的变化，这就使得实验研究中还需要设置对照组。

3．实验组与对照组 为了消除实验本身的影响，实验研究很少只观察接受干预的实验组，往往也观察未受实验干预的对照组。如果只有实验组的因变量发生了变化，对照组的因变量没有变化，可以认为是实验干预产生了影响；如果后测显示实验组和对照组的因变量发生了同样水平的变化，则显然是实验本身或其他因素发生了作用。例如 A 组（实验组）实施了营养剂补充干预，B 组（对照组）没有实施任何干预；如果干预实施以后 A 和 B 组的儿童发育状况都有改善，说明可能是社会经济发展带来的生活条件改善导致儿童发育状况的提高，或者两个地区的父母知道这个项目后都更关注了儿童的营养状况，导致发育状况的提高；如果 A 组接受干预后儿童营养状况明显好于 B 组的儿童，则很有可能是干预本身的效果。

为了真正识别干预本身的效果，实验研究还需要注意以下原则：

4．盲法 有些干预会使得受试者产生某些行为和心理的变化，而结果的变化可能是这些行为和心理变化引起的；研究者也倾向于实验组能有结果的明显变化。"盲法"可以排除这些影响，不论受试者还是实验设计和分析者都不知道受试者属于实验组还是对照组。

5．用恰当的方法选择和分配受试者 确定符合条件的研究对象后，利用随机数字将研究对象随机分配到不同的组中。随机化分组的目的是使实验组与对照组除了干预措施不同之外，其他可能影响实验结果的因素在两组中尽量保持齐同可比。有时也可以通过配对的方法，提高实验组与对照组的可比性。如果有 20 名儿童是男童，就可以随机将其中 10 人分配到 A 组、另外 10 人分配到 B 组。研究者可根据研究主题涉及的受试者特征进行组合，然后通过随机化分组，使每一个特征组合的受试者一半进入实验组、一半进入对照组。

（二）实验研究的效度问题

内部无效度问题是指实验结论没有正确地反映实验本身。在任何时候，只要实验以外的因素影响了因变量，就会造成内部无效度。这些因素包括：实验过程中发生了对因变量有重要影响的不可控事件；长时间的实验研究中，受试者自然的成长和改变；实验中受试者被多次访问和测量会影响他们的行为；前测和后测使用的测量工具不一样；没有控制受试者的选择偏好，导致实验组和对照组不可比；有些受试者在实验过程中退出，而退出的受试者其某些特征与因变量直接相关；在实验过程中，干预的影响传递给对照组受试者，这样对照组已经不是真正的对照组了。在实验研究设计和执行中严格遵循实验设计原则，可以避免大部分导致内部无效度的因素。

外部无效度是指实验结果无法推广到现实世界，这往往是由于实验过程与干预本身发生了交互作用，例如营养剂补充的实验中做前测时，受试者敏感地察觉了营养问题的重要性，这会使得当将实验的效果应用到更广泛的人群中时出现不一样的结果。实验研究执行中严格遵循原则可以减少外部无效度的发生，包括确保抽样框真正反映研究对象、受试者随机分配到实验组和对照组。

四、准实验研究

对于影响健康的宏观政策，往往很难由研究者控制其是否推行、推行时间和地点，因此使实验研究的可能性受到限制。更多时候，是利用准实验的方法来探索变量之间的因果关系。另外，有些社会医学研究并不一定识别因果关系，只是想了解某些健康问题的影响因素，这类研究问题并不需要进行实验研究。

准实验设计与"真"实验设计的主要区别是研究者是否能够决定干预是否实施以及实施对象。如果研究者无法影响干预实施对象，但是仍然存在实施干预和不实施干预的两组进行比较（研究团队无法控制分组），则这类准实验研究为有对照组的观察性研究，包括队列研究、有对照组的前后对比研究；如果研究者无法影响干预实施对象、同时没有干预组和对照组的分组（所有研究对象接受干预），则这类准实验研究为时间序列研究。

（一）时间序列设计

对于影响健康的宏观因素，尤其是政策性因素，有时是全面开始实施的，无法寻找没有实施干预的对照组，这时要观察研究结果指标随着时间而变动的过程。例如，某地区实施了参与医疗保险的补助政策以后，需要评价政策对服务利用变化的影响。如果政策在年初实施，研究者观察和对比年初和年底的卫生服务利用变化，发现服务利用量增长了一倍，是否可以说明政策起到了促进服务利用的作用？显然，两次观察的比较并不能说明政策的干预效果。由于整个地区都实施了该项政策，因而无法找到没有实施的地区作为对照。解决的途径，可以是观察和收集政策实施前后更长时间的卫生服务利用量的数据，形成时间序列数据。在更长的观察期内，卫生服务利用数量的变化可能呈现下面图示的各种情况。

如果分析结果如图 6-2 所示，说明服务利用增长发生在政策启动之前，而且在持续，政策启动后也没有影响趋势；如果分析结果如图 6-3 所示，服务利用量呈现规律的上下变化趋势，政策启动一年后刚好在利用量向上趋势的点；如果分析结果如图 6-4 所示，服务利用量在政策之前一直很稳定，在政策启动后有大幅度提高，而且之后还在持续增加。虽然这样分析无法保证趋势的变化不受到一些其他因素的影响，但是可以排除这种变化是自然趋势的变化或者是原本有规律的波动。

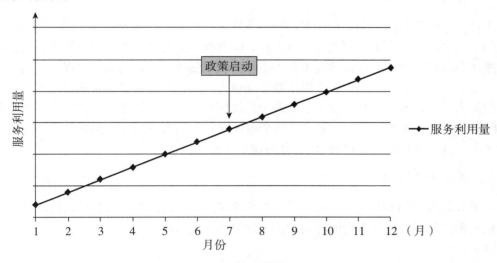

图 6-2 服务利用量随时间变化的趋势（模式一）

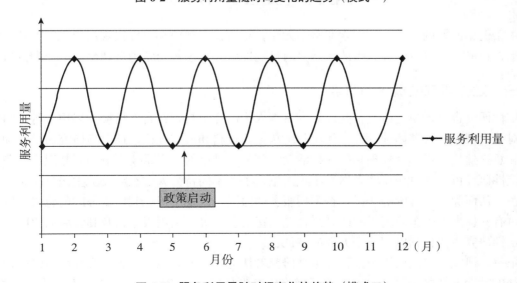

图 6-3 服务利用量随时间变化的趋势（模式二）

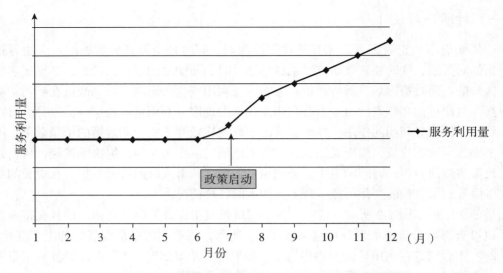

图 6-4 服务利用量随时间变化的趋势（模式三）

（二）有对照组的前后对比研究

对于社会层面干预健康的宏观因素，研究者还常面临的一种情况是较难用随机的方法分配干预组和对照组，往往实施干预地区是既定的，研究者只能寻找一个与干预组相似的、现存的对照组来实施研究。例如上述补助政策对卫生服务利用的效果中，研究者可以选择另外一个在经济发展水平、人口规模、医疗服务机构数量和规模、居民健康水平和疾病谱基本一致的地区作为对照组来参照。研究者收集政策启动前干预地区和对照地区服务利用的数据，在政策启动1年后收集两个地区服务利用的数据。若两个地区服务利用都有增加，但是政策干预地区增加的数量更多，这就可以成为政策对服务利用有影响的证据之一。

（三）其他研究设计

如本节开始部分图 6-1 所示，社会医学领域的定量研究还涉及许多其他研究设计，其特征以及定量资料的分析方法可参考流行病学、统计学的相关教材。

第三节　定性研究方法

由于健康问题的社会决定因素非常多元化，很多社会现象和事件很难用量化的方式进行简单测量，只能去理解或阐释。因此，需要通过定性研究对这些问题进行观察、解释和分析。

一、定性研究的概念和特点

定性研究也称为质性研究，是以研究者本人为研究工具，在自然情境下采用多种资料收集方法对社会现象进行整体性探究，使用归纳法分析资料和形成理论，通过与研究对象互动对其行为和意义建构获得解释性理解的一种活动。例如，健康的一个重要影响因素是卫生服务的利用，定性研究可以通过访谈或者居民小组讨论，了解不同特征人群在需要卫生服务时是否能及时就医，从而深入了解影响居民是否利用服务的原因，以及居民在利用服务时的感受，同时能够探讨有些提高卫生服务利用的政策是否能真正吸引居民去利用服务以及其背后的原因。

定性研究主要包括以下几个方面的特征：

第一，研究在自然情境中进行。定性研究者认为，人的思想、行为以及社会组织的运作与其所处的社会文化情境不能分开。要了解个人、群体或社会组织，必须将其置于丰富、复杂、变化的自然情境中进行考察。在定性研究过程中，保持所研究对象的原有情境对观察和理解事实非常重要，研究者应该有意识地尽可能不干扰或不改变研究情境。

第二，对研究现象进行整体性探究。利用定性研究对一个事件进行考察时，研究者不仅要了解该事件本身，而且要了解该事件发生和变化时的社会、文化和历史背景，以及该事件和其他事件之间的联系。收集资料时只有还原到社会、文化以及历史的语境中才有意义，才能深入理解。

第三，研究过程较为灵活。定性研究是对错综复杂的社会、文化现实的探究和构建。在这一动态过程中，研究者需要将某特定时空下发生的事件进行排列组合，拼凑成一幅图画。因此，定性研究者的即时决策会对研究结果产生重要的影响，有时研究的问题和焦点是在资料收集过程中逐步形成和明确的，使得定性研究也更具有灵活性，可在资料收集过程中进行调整。

第四，将研究者本人作为研究工作。定性研究者通常需要长期的实地体验、观察和访谈，以了解研究对象的真实生活和经历。在这个过程中，研究者本人既是资料的收集者，也是研究对象生活的体验者和事实的解释者。作为主体，研究者不可避免会存在主观偏差，承认研究者的个人认知、知识背景和工作经历会影响研究对象这一事实，这是开展定性研究的前提。在此基础上，定性研究资料实际上是来自于研究者与研究对象的互动，研究者也需要系统地反思自己的角色、身份、倾向、与研究对象的关系等因素对研究过程和结果可能产生的影响，这就要求研究者必须具有反思性、批判性。

第五，主要采用归纳法分析资料。定性研究是自下而上的，在原始资料基础上采用归纳法建立分析类别和理论假设。定性研究过程的资料收集和资料分析往往同步连续进行，以确定下一步的研究策略。由于采用归纳法，定性研究的结论往往只针对特定研究情境，而不能随意推论到样本以外。

第六，从研究对象的角度看待问题。定性研究中为了理解研究对象的行为，必须深入理解研究对象对其行为赋予的意义和解释。因此，定性研究特别提倡从研究对象的立场和角度去看待问题，以了解他们的思想和感受。为此，定性研究的报告中都要穿插和展示较多研究对象的原始陈述。

第七，发现"解释性理解"。定性研究的主要目的是发现研究对象针对个人经验的"解释性理解"。在访谈过程中，受访者往往会主观地描述自身或周边人群所经历的事件并尝试作出解释。为此，研究者需要谨慎地对待这些"个人色彩"，比较不同研究对象对于同一事件的解释和理解，再综合归纳特定群体的经验。

二、定性研究适用的问题和用途

定性研究试图增加人们对"怎么样""为什么"的理解，其目的是通过深入探讨复杂的现象和过程，理解人类行为的独特性、动态性和整体性。定量研究适合回答概括性问题、差异性问题或推论性问题；定性研究则主要用于探索定量难以处理的主题和角度，包括探索性问题、特殊性问题、过程性问题或解释性问题。定性研究的用途包括：

第一，定性研究是一种探索性研究。当研究者对某一现象一无所知或知之甚少时，通常需要采用定性研究来探索该现象到底是什么。在对研究对象和某一现象缺乏基本了解时，如果贸然收集量化资料，极有可能误导研究和得出错误结论。定性研究能引导研究者认识、理解陌生的现象，并在此基础上进一步得出整体性认识。

第二，定性研究可以用于诠释意义。对于事件或现象赋予解释和意义是人类思考和研究的中心议题。为了理解人的行为，必须理解人对自己行为的解释。定性研究将意义解读放在研究的核心位置，帮助人们理解行为者对行为赋予的主观意义。常用于探讨那些无法轻易定义和测量的现象，例如价值观、信仰、感受等心理状态和过程。

第三，定性研究可以挖掘深层次的社会文化结构。因为定性研究不受制于简化因素和结构进行数量化的倾向，所以研究者可以对研究对象的结构性特征进行较好的描述和分析。

三、定性研究的抽样方法

确定研究问题和研究设计以后，在开始研究之前，我们还需要问：希望到什么地方、在什么时间、向什么人收集什么方面的资料？

在定量研究中，研究者在选择样本时更注重代表性，因而倾向于概率抽样。但是，定性研究由于其特性，更关注样本能否比较完整地、准确地回答研究者的问题。另外，定性研究样本量较小，不可能也不必要采取概率抽样的方式。定性研究以"非概率抽样"方法为主，"非概率抽样"方法主要包括：

1．方便抽样 又称偶遇抽样，研究者选择那些最容易接近的人作为研究对象，如邻居、朋友等。这种方法虽然在抽样的准确性上有所不足，但却节约了时间和费用，常用于预实验或预调查，其目的在于确定调查表是否设计得当，调查方案是否可行，并不用于推论总体。

2．立意抽样 又称目的抽样或判断抽样，是由研究者根据研究目的，通过主观判断选择研究对象的抽样方法。例如，要了解社区居民对医疗保健的需求，可对经济收入中等的成年人进行调查，了解一般人群的需求；以经济收入高者、儿童或老年人为调查对象，了解特殊人群的需求。

3．滚雪球抽样 若研究内容涉及一些隐私，例如吸毒问题、同性恋问题，可以采用滚雪球的方法进行抽样。研究者通过一些渠道选择并调查几个具有所需要的特征的人，并将这些人作为提供情况的人，依靠他们再推荐合乎研究需要的人，通过后者又可选择更多合乎研究需要的人，以此类推下去，样本就像滚雪球一样越来越大，直到样本信息饱和。

4．定额抽样 有些类似于分层抽样，先将要研究的人群按某种特征划分成几层，然后按照各组人群所占的比例分配样本量，从每组人群中采用其他抽样方法（概率抽样或非概率抽样方法）按分配的样本量抽取研究对象。由于抽样前先进行了分层处理，即使用非概率抽样，抽得的样本代表性也比单纯的方便抽样更好。

四、定性研究的资料收集方法

研究问题和研究对象确定后，定性研究者就需要开始收集资料。定性研究资料收集方法多种多样，主要包括以下几种常用方法：

（一）访谈法

1．定义和用途 访谈法是一种常用的定性资料收集方法，研究人员有目的地与研究对象进行开放式或封闭式的交谈，收集访谈对象对某个事物的认知、态度和行为方面的信息。它通常是两个人之间的对话，由访谈人员通过询问来引导受访者回答，以此达到研究目的。与一般随意性谈话不同，研究性访谈是一种有目的、有计划、有准备的谈话，针对性强，谈话过程紧紧围绕研究主题展开，因此被大量应用于社会医学研究领域。

与其他几种资料收集方法相比，访谈法有诸多优势和用途：与观察法相比，访谈法更能进入研究对象的内心世界，了解其生活经历、心理活动、行为方式背后蕴含的意义；与查阅资料相比，访谈法有灵活性、即时性和意义解释功能。

2．分类 访谈包括结构式、半结构式和无结构式访谈，其中半结构式访谈最常用。

结构式访谈：研究者按照事先设计的、高度标准化及固定结构的统一问卷进行访谈。这种访谈优点是可控性好，但是灵活性差，不利于研究者对研究对象进行深入了解，一般用于定量研究。

无结构式访谈：与结构式访谈相反，无结构式访谈通常以一个或几个与研究主题相关的宽泛的问题开始，没有固定的访谈问题，也没有设计一套标准化的访谈提纲作为访谈的引导，研究者需根据研究对象的回答逐渐聚焦问题。这种方式有利于研究对象自由表达自己的角度，研究者可以了解研究对象认为重要的问题。但是这种方式需要时间较长，而且也需要研究者具备促进谈话的专业知识和技术。

半结构式访谈：定性研究常采用，研究者需要在访谈前准备一份大致的访谈提纲，该提纲建立在研究问题的基础上，是半结构式访谈的框架。提纲除了涉及研究的核心内容之外，还应设计合适的、能激发研究对象回答的问题，可以帮助研究者让访谈进行得更加顺畅，主要起提示作用，鼓励研究对象在受访时提出自己的问题；而研究者也可以根据研究对象的某些问题和答案进一步提问，以便双方更加深入澄清或进一步阐述。

3．实施过程

（1）访谈前准备：熟悉研究对象和访谈主题，对于研究对象，研究者需要把握其基本情况，特别是当前的思想情况和精神状态；熟悉研究主题、了解主题相关专业知识对于访谈话题的深入非常重要。

设计访谈提纲：列出在访谈中应该了解的主要问题，这些问题应该是开放的、简明易懂的、有可操作性的，一般由研究者根据自己的经验或查阅文献后编制。

预约访谈的时间和地点：应该选择在研究对象心情愉悦、愿意受访的时间，地点以方便研究对象、保护隐私为原则。研究者还需要与研究对象在初次接触时协商好访谈的持续时间和次数。

协商访谈相关事宜：主要包括就访谈时的自愿原则、保密原则和录音问题进行协商。

准备访谈工具：主要包括笔、记事本、录音笔等工具，以保证访谈顺利进行。

（2）访谈实施：访谈开始时应营造一种轻松和舒适的氛围，消除研究对象的紧张情绪。之后研究者进行自我介绍，研究者需要把握访谈的方向和焦点，还需要提问、追问、倾听和回应等技巧。

提问技巧：首先要注意各种问题类型的应用。导入性问题可以引发自然而丰富的描述（如：您能谈谈刚被确认为乳腺癌时的感受吗？）。追踪性问题促使研究对象对之前的回答进行更深入的描述（如：您能告诉我具体发生了什么吗？）。探索性问题旨在挖掘研究对象某些答案所蕴含的内容（如：您能详细说一下事情的过程吗？）。具体性问题是为了获取更精确的描述（如：当您感到焦虑时，您做了什么？）。直接性问题适合在访谈后期提出，在研究对象已经对某个主题做出描述后，借此问题揭示事件中的重要部分（如：您是否因为患病而感到自卑？）。间接性问题试图间接地获取研究对象的想法（如：您认为其他患者如何看待患病后的体貌改变？）。结构性问题用于研究者认为一个访谈话题可以结束或者转化为另一个话题时（如：现在我们来谈谈另一个话题）。解释性问题可以对答案进行改述（如：那么您的意思是？）。沉默也可以推进访谈，谈话中停顿可以使研究对象有足够时间思考和想象。研究者在提问中要注意：问题明确，避免使用模糊的语言和专业术语；耐心聆听、追随对方思路、不随意打断；对于对方不太理解的问题可适时解释但不能暗示。研究者提问要把握时机，当研究对象发言时不急于提问，以防引起反感和打断对方思路。

追问技巧：追问是为了更准确和完整地理解研究对象谈论过的内容，就研究对象已经谈论过的观点或事件进行进一步询问，实质是深入挖掘相关问题和信息。追问要注意时机和策略，一般采用直接现场追问、迂回追问（通过询问其他问题获得原问题答案）、延迟追问等方式。追问应适时和适度，掌握好分寸，以不伤害研究对象感情和思路为基本要求。

倾听技巧：良好的倾听可以调动研究对象的积极性，访谈中有效的倾听涉及行为、认知和情感三个层次。首先是行为层面的倾听，强调研究者"积极地听"，将全部注意力放到研究对象身上，给予对方最真诚的关注，而不是"表面地听"。其次是认知层面的倾听，要避免随时将研究对象所说的话本能地纳入自己的认知结构和习惯中，这样可能产生理解误差，应将自己的观点放下，理解对方要表达的真实意图。再次是情感层面的倾听，要"有感情地听"和"共情地听"，接纳受访者的情绪反应，与受访者产生共鸣。

回应技巧：访谈过程中研究者对研究对象的言行做出的反应，包括采用点头、微笑以及眼神交流等非语言行为，也可以是语言行为，主要目的是传递研究者的友善态度及意向表达，恰当的回应可以提升研究对象的交谈意愿。

（3）访谈记录：访谈目的是获得信息，因此访谈记录非常重要。访谈记录方式分为当场记录和事后记录，事后记录需要训练研究者的记忆力和整理归纳能力。因此，访谈中应尽量记录下所有访谈信息，征得研究对象的同意，在现场进行录音、录像，以保证资料的完整性。

（二）专题小组讨论（focus group discussion）

1. 定义和用途　专题小组讨论是研究者同时对一群人进行访谈，通过群体成员之间的互动对研究问题进行探讨。应用专题小组的一个重要理论假设是群体动力学，即在群体讨论中，研究对象可以更加愉快地思考，提出更多的观点。同时，与个人访谈相比，专题小组讨论也能更有效率地收集信息。专题小组由于能激发更多观点，其用途是可以用于发展研究假设、开发问卷条目、发展干预项目设计、修订研究设计并找出实际研究时可能遇到的问题、解释研究发现等。

专题小组有独特的作用，包括：

（1）访谈本身作为研究的对象：小组讨论中，不仅将参与者作为研究对象，也鼓励参与者之间进行交谈，通过观察参与者之间的互动行为来了解他们在单独访谈时不会表现出来的行为。研究者可有意识地提出问题，然后通过观察参与者的反应来识别他们的认知方式、看待问题的角度、思考问题的逻辑、分析问题的步骤等。在此过程中，研究者可以观察参与者个人的语言行为和非语言行为，还可以观察他们相互之间的行为反应，如目光接触、说话的声调和语气等。互动模式的观察和分析可以了解参与者在特定情境下的行为表现。

（2）对研究问题进行集体探讨：集体探讨可以互相补充、相互纠正，讨论的内容往往比访谈法更具有广度和深度。当研究者进入一个新的研究领域时，对研究现象还不够了解，通过专题小组能提出一些宽泛的问题，在倾听参与者的对话中形成自己的研究问题和理论假设。阶段性研究结果通过专题小组可以获得更多意见并探讨下一步研究计划。专题小组的集体思维对研究者的研究结果进行验证，确定目前结论是否符合实际情况，并根据需要进行补充和进一步阐述。

（3）集体构建知识：访谈法认为个体身上存在"知识"，研究者要想办法对其进行"挖掘"并总结提炼。但是访谈时难免让研究对象陷入"被研究"的陷阱，成为被动信息提供者的角色。而在专题小组讨论中，参与者之间进行交谈，能激发思想和情感，集体讨论共同构建新的知识。

2. 实施过程

（1）准备过程中界定好研究者的角色：通常有 1 ～ 2 名研究者，其角色不是提问者，而是主持人或协调人，其主要职责是促使研究对象参与讨论。研究者要密切关注小组的动力机制和成员之间的互动模式，并适时对群体进行干预。两名研究者可以一人负责主持，一人负责记录。主持人要想办法把谈话主动权交给参与者，鼓励他们积极发言，为此主持人不要轻易发表自己的意见和打断小组的讨论，尽量在一旁观察和倾听。同时主持人要放松，才能营造轻松安全的环境，暂时冷场时不要紧张和急于打破沉默，因为沉默可能是一种有意义的情感展示，因此要给予足够的时间和空间使其流露出来。主持人还要兼顾所有人的发言，对于某些因个性和社会地位优势形成"领导效应"的参与者，要在不伤害其感情的前提下，鼓励其他成员发表意见。记录员要记录每个人在不同时间的神情和状态。专题小组交叉发言较多，即使有录音，也很难判断说话内容和发言者的关系，因此需要记录员掌握快速记录和识别的能力。

（2）设计访谈问题：把握好问题的广度和深度，问题数量设置 10 ~ 12 个为宜，问题应该多为"是什么""怎么样""为什么"之类的开放问题，并根据实际情况灵活调整。

（3）样本选择：样本选择不以代表性为准，而是考虑能否提供有意义的信息。选择时要考虑参与者对研究问题是否感兴趣、是否有话可说、是否愿意在小组中发言、是否对问题有独特和不同的看法。参与者以 6 ~ 8 人为宜，最多不超过 12 人。通常一个研究需要招募 3 ~ 5 个专题小组。研究对象的同质或异质取决于研究目的：参与者年龄、性别等相差太大，没有共同语言，沟通起来比较困难，其中有些参与者有戒备心理会不愿意发言；同时不同背景的人聚到一起如何互动也可能是研究者所关心的；还需要考虑参与者与研究者是熟人还是陌生人，参与者之间是熟人还是陌生人，陌生人之间有新奇感，不用讲究面子和交情，能比较坦率，但是很多研究问题需要熟人之间进行讨论（对管理者或同事的看法），所以需要根据研究目的进行斟酌。

（4）访谈空间安排：应尽量选择安静的会议室或教室。桌子选择圆形、围坐形，使所有人有平等交谈的感觉。

（5）开始和组织专题小组访谈：访谈开始时，需要邀请参与者分别进行自我介绍，研究者介绍研究目的和基本情况以及研究的保密原则。研究者需要介绍专题小组讨论的基本规则，如一次只允许一个人说话，所有人都有机会发言，参与者加入讨论不必等待邀请等。访谈话题顺序从宽泛问题开始，逐渐聚焦。访谈过程中鼓励参与者之间互相交谈，在转换话题时要流畅、自然，避免操之过急，追问时尽量使用参与者的语言。参与者描述某一事件时，研究者应注意捕捉线索，帮助对方不断接近具体细节，避免泛泛而谈。研究者也要关注参与者认为哪些问题有意思、对哪些问题兴趣不大，然后重点对前者进行讨论。对于突然谈到的与研究问题密切相关且之前没有设计的问题，研究者要及时把握，鼓励参与者进行深入讨论。访谈时间通常持续 1 ~ 2 小时。

（6）结束专题小组访谈：当访谈接近尾声时，研究者要请每位参与者简单总结一下自己的看法和补充没有机会表达的言论。研究者应避免进行概括性评价。结束前再次强调保密原则。最后向参与者表示感谢。

一个成功的专题小组应该有以下表现：能使所有参与者积极参与讨论，就相关议题做出最大范围的反应；参与者之间平等对话，而不是频繁地向研究者寻求批准或支持；参与者的回答生动、具体，有一定的深度，而不仅仅是泛泛而谈；谈话内容反映个人的情境、脉络，能够引发参与者说出他们既往的经验和感受。

（三）观察法

1. 定义和用途　观察法是研究者在一定时间内有目的、有计划地在研究现场凭借自身的感官直接感知或借助一定的辅助设备观察和描述研究对象或某种社会现象处于自然状态下的表现，从而进行资料收集的一种研究方法。它主要依赖视觉获取信息，以听觉和触觉等作为辅助，还可以借助录音、照相及摄像等辅助手段提高资料收集的可靠性和完整性。

相比较其他资料收集方法，观察法的优势包括：第一，无打扰性，观察法是在研究对象处于自然状态下进行的观察性研究，观察人员不干预研究对象的行为与活动；第二，操作简便，研究者本身作为研究工具，可以随时随地实施，简便灵活；第三，有独立性，可以获得那些仅靠语言交流或文字表达不能或不便收集的资料，不受研究对象意愿和语言表达能力的影响。

观察法适用于以下情况：①某一社会现象很少为人所知时，如同性恋、吸毒等，进入现场能获得相对真实的信息；②研究者希望了解事件的连续性、关联性和背景脉络时；③局内人和局外人对同一事件的观点可能存在明显差异时，需要通过参与研究对象的日常生活，与其建立信任关系；④深入个案调查，需要将个案置于社会文化情境中；⑤不能与研究对象进行顺畅语言交流时，例如对婴幼儿或聋哑人的研究；⑥辅助其他数据收集方法，如访谈前预备性观察可使访谈内容更有针对性。

2．分类 从不同的分类角度，观察法可分为参与式观察与非参与式观察，结构式观察和非结构式观察。

参与式观察与非参与式观察：两者最重要的区别是观察时研究者是否参与到观察对象的活动中。在参与性观察中，研究者直接参与到观察对象的群体和活动中，将每天观察和谈话的内容记录下来并整理成观察笔记。参与性观察虽然深入到观察对象中，但不能干扰观察对象的行为与活动，因此可以深入了解特定现象的构成特征及其内在关系，但是研究时间一般较长，容易受到环境影响，同时要保证观察研究的客观中立性。非参与性观察是研究者不介入观察对象的活动与行为，以旁观者身份进行观察，可以公开观察或者秘密进行。非参与性观察比较客观，但是观的现象容易表面化和偶然性，难以获得深层次材料。

结构式观察和非结构式观察：结构式观察是研究者根据研究目的、时间计划、观察内容、程序和规则，采用标准化统一的观察表做观察记录。这种观察比较规范，便于统计分析。结构式观察有固定的观察流程，对研究者和观察对象有一定限定，只有预先确定的观察项目才会被记录，文字资料收集少、详细程度低。非结构式观察不需要事先严格设计观察计划和表格，只要求研究者有一个总体明确的观察目标和任务，观察过程中自行确定观察内容和范围。需要研究者有主动性，对研究内容理解深入，能根据现场的具体情况对观察内容、形式以及记录方式进行调整。非结构式观察的资料收集灵活性大，很少固定观察过程和背景，记录信息可以文字形式，也可以使用辅助设备记录。

3．实施过程 观察法实施的程序包括：观察准备、现场进入、观察实施和记录。

观察准备：为了保证顺利实施，需要进行周密准备，包括：①明确观察目的和研究问题，选择观察对象；②确定观察类型和方法；③制订观察计划和实施方案步骤，包括时间、地点、具体内容等；④培训观察人员。

现场进入：首先考虑选择什么方式进入观察现场，公开进入（明确告知观察对象关于研究人员的身份和研究目的的信息，希望对方支持）、逐步进入（刚开始不向观察对象介绍研究内容和目的，避免其不配合和拒绝，在观察对象逐步接受时再扩大研究内容，逐步表明身份和研究目的）还是隐蔽进入（整个过程中不表明研究者的身份，将自己扮作被观察群体成员进入观察现场，适用于特殊社会组织或想象的研究，例如针对违法犯罪和违背社会道德行为的观察），三者的主要区别和依据是考虑观察者是否会被观察对象知道自己的身份、进入目的以及信息公开速度。

观察实施和记录：进入现场后根据研究目的和设计实施观察。非参与式观察要注意不能干扰研究对象。参与式观察要尽量获得观察对象信任、尊重其文化和习惯并与之建立良好关系。观察记录要包括时间、内容和记录方式。①记录时间可以考虑同步或者事后记录，都应有详尽的观察场景相关情况与背景描述；②记录内容可以根据需要全部或选择性记录，在比较复杂的场景需要辅助设备提高记录内容的完整性；③记录方式可以选择结构式记录（运用事先准备好的定量结构化表格）、描述记录（对观察对象进行文字描述）以及叙事记录（连续纵向记录的日记描述法，或随时随地记录有价值事件的轶事记录法）。

五、定性资料的整理与分析

与定量资料相比，定性资料显得零散和无固定格式，如何从看起来杂乱无章的资料中寻找到有规律的线索和脉络，以便进一步归纳总结和分析，这就需要进行资料的整理。定性资料整理是根据研究目的，应用科学的方法对所收集定性资料的真实性、正确性、准确性进行审核，对不同类型、不同内容的资料进行分类，对各方面的信息进行汇总统计和再加工，使之系统化和条理化，并以集中、简明的方式反映研究对象总体情况的过程。资料整理是提高定性研究信度与效度的重要步骤。

首先需要对定性资料进行审核，消除原始资料中的虚假、差错、短缺、冗余等现象，保证资料的真实、可信、有效、完整，从而为进一步加工整理奠定基础。审核之后，需要对资料按一定的逻辑结构进行初步整理和编排。资料汇总要井井有条、层次分明，能系统完整地反映研究对象的面貌，能帮助分析快速定位资料。定性资料根据其抽象程度和处理深度，可被归纳为两个层次：第一层次为原始资料，包括田野笔记、录音或录像、各种报纸、文件、文献；第二层次是部分处理的资料，包括研究者的笔记和评语。

完成定性资料整理后，便可进行定性资料的分析。定性资料的分析方法包括主题分析、扎根理论、内容分析等。

（一）主题分析

在定性研究中，研究者如果不能明确如何将研究资料分析得出相关主题，那么也无法知晓分析方法及整个分析过程，从而导致分析方法不透明，也就无法判断其研究质量及研究结果是否有意义。

主题分析是一种从资料中识别、分析和报告相关主题的方法。该方法不受理论框架的限制，可用于不同的研究认识论基础。在应用时，研究者要阐明其具体研究的认识论和理论框架。主题能捕捉资料中与研究问题有关的重要信息，代表资料中某种层次的模式化的反应或含义。

主题分析法的基本步骤是：①熟悉资料，反复阅读定性资料，写下初步想法；②形成初始编码，对资料中有意义的部分进行系统的初始编码，编码视情况可以以资料为驱动，也可以以理论为驱动，同时，整理每个编码的相关资料；③寻找主题，整理编码形成潜在的主题，收集每个潜在主题的所有相关资料；④回顾主题，检查主题与被编码资料以及整个资料集的相关性，生成分析的主题图；⑤定义和命名主题，持续分析以修订每个主题的细节和分析所阐述的整体时间，对每个主题形成清晰的定义和命名；⑥撰写报告，是分析的最后机会，研究者选择生动的、吸引人的例子，选择性摘录并做最后的分析，将分析与研究问题和文献进行联系，生成分析报告。

（二）扎根理论

扎根理论（grounded theory）最早由 Barney Glaser 和 Anselm Strauss 提出，是通过系统同步收集和分析资料，不断比较，与资料互动，从资料中衍生出理论的方法，具有填平理论研究与经验研究之间鸿沟的作用。扎根理论的研究目的不在于对事物进行描述，在研究开始前，研究者心中不存在预设的理论假设，直接从原始资料入手，通过编码进行归纳、分析，对各种可能的理论性解释持开放态度，之后超越归纳性分析，回到资料中核实，最终对资料建立进行尝试性诠释，形成理论或理论性解释。扎根理论研究的逻辑在于发现而非验证，是一种自下而上构建理论的方法。

扎根理论适用于探讨开放、灵活、宽泛、人们所知甚少的过程类问题或体验类问题。例如，慢性病患者如何应对带病生活的长期岁月？患者如何对即将死亡的消息做出反应？

扎根理论要求资料收集和分析同步进行。研究者通过对资料进行编码、归类来发展范畴，并建立范畴间的联系，从而发展出理论。编码步骤分为初始编码、聚焦编码和理论编码，这些步骤在实际操作过程中不是线性的，而是循环往复的。在编码基础上，研究者还需要持续比较并撰写备忘录，以促成对资料的深入分析。

1．初始编码　又称为开放编码，旨在对资料进行开放性探究、挖掘范畴。该阶段主要涉及将原始资料打散，并用贴合资料的词语或短语对其命名。初始编码产生的是临时编码，之后可以根据需要加以改变甚至丢弃。初始编码时，研究者尽可能不要被已有理论概念束缚自己的创造和抽象思维，阻止和减少已有认知的介入。研究者通常采用逐行逐句或逐个事件的形式进行编码。编码时要紧贴资料、简练精确，寻找资料中默认的假设，解释其中隐含的动作和意义等。

2．聚焦编码　聚焦编码是指通过初始编码建立了一定的分析方向后，使用最重要或最频繁出现的初始编码，并结合大量资料来筛选编码，以判断哪些初始编码最具敏锐性，以便充分地分析资料。此时，编码有一定的方向、选择，也更加抽象化、概念化。当然，研究者也要关注资料中出现重要的新编码的可能性。此外，研究者还可以比较编码之间的关系，将相关或相似的编码聚成一类，成为暂时性范畴和亚范畴，以达到缩减编码数量的目的。研究者要尝试给范畴起一个概念化的名字，可以来自资料本身，也可以由研究者自创，或从其他文献中借用。编码的名称起初不必太在意，因为在研究后期如有更合适的名字可以修改。需要强调的是，一定要给范畴起一个名字，这样可以帮助研究者牢记和思考。

3．理论编码　聚焦编码之后，研究者可用理论编码来概念化范畴之间的可能联系，并把概念化尚未发展完备的范畴补充完整。理论编码是整合性的，可将打散的资料以一定的方式聚合在一起，使结果成为一个连贯的分析性事件。此时，研究者保持开放姿态，让关系自然生成，而非生硬促成。理论编码可通过对备忘录中的理论思想进行手工排序而产生，研究者可观察一个范畴及其亚范畴以及与其他范畴之间的理论关联，也可借助图表来直观表示范畴之间的关系，促进抽象层次的思考。当备忘录之间的联系发生改变时，可重新进行排序。研究者就这样不断排序、比较、再排序，直至范畴整合完成，基本社会过程和心理过程由此产生。在编码过程中，借助故事线撰写，寻找一个能解释中心现象大多数变化的核心范畴，就如同一张渔网的拉线，可以把其他所有范畴联系成一个整体，起到提纲挈领的作用。核心范畴应该有以下特征：①在所有范畴中占据中心位置；②在资料编码中出现频率最高；③与其他范畴存在广泛的意义关联；④更易发展成概括性的形式理论；⑤亚范畴构成丰富、复杂；⑥只有在发现了核心范畴后，研究者才能进行下一步的理论抽样，确定后续的资料采集方向。

4．备忘录撰写　研究过程中，研究者需要通过撰写备忘录来随时记录自己的想法，包括产生的困惑、对编码的理解、观点、进一步研究的思路等。备忘录可记录范畴的思维过程，如范畴如何出现？如何变化？有哪些证据支持范畴定义和分析。通过撰写和回顾，研究者会发现分析过程中的一些问题，如范畴是否饱和、范畴之间的关系是否合理等，找出分析中的漏洞，从而进一步完善整个分析过程。备忘录是研究者为自己写的，可以用非正式的语言，从而抓住一些稍纵即逝的想法，以促进分析。

5．制作图表　在进行理论编码时，研究者可借助图表来直接表示范畴之间的关系，发现思路上的漏洞，促进分析和思考。研究者开始在图表中间写出主题或中心思想，然后从中间向外扩展，将所有相关资料放在同一图表中，使编码、范畴之间的关联清晰，从主题中不断进行分支直至竭尽研究者所能。同一主题可尝试使用多个图表，通过摆放图表来分析资料。图表要注意标注时间，当研究者有新灵感时，不担心修改早期的图表。分析过程保持灵活，拘泥于格式会扼杀创意、妨碍思考。研究者通过追溯不同时期的图表，有助于记录一个发展中的理论在各阶段的情形。

6．持续比较法　扎根理论的编码不是一个线性过程，而是反复循环的。研究者需要不断比较事件与事件、事件与编码、编码与编码、编码与范畴之间的关系。不断比较新旧资料，以便从中生成概念，寻找范畴的性质，并产生新的范畴。

（三）内容分析

内容分析法（content analysis）常用于描述性和探索性目的的定性研究，有三种类型：传统内容分析、定向内容分析、总结内容分析。其主要思路是，从定性资料中找出具有相似意思或内涵且相互排斥的类别，形成编码，然后归纳资料中的主要模式。

1．传统内容分析　用于描述某一研究现象，尤其是当有关该现象的已知理论和文献非常有限时。研究者避免使用先入为主的类别，相反，应允许类别和类别的名字从资料中生成，以便于对资料产生新的见解。基本步骤是：研究者反复阅读资料，沉浸在资料中以对资料产生整体感；之后标注资料中的重要思想和概念，开始进行开放性编码；然后将相似和相关的编码归类形成类别和亚类别。研究者可借助图表展示类别之间的关系；定义类别、亚类别和编码，并从资料中找出相应的摘录范例。这种方法也被称为归纳性类别发展，其结果多用于概念发展和模型建构。

2．定向内容分析　当研究现象有一些已知理论或文献存在时，可使用定向内容分析，其目的是从概念上验证或扩展某一概念框架或理论。已有的理论和文献可帮助研究者聚焦研究问题，决定初始编码方案及不同编码间的相互关系，这种方法也被称为演绎性类别发展。与传统内容分析相比，这种分析方法更加结构化。通过使用已有的理论或文献，研究者可预先建立一些重要概念或变量作为初始编码类别；接着使用该理论为每个类别提供一个操作性定义；然后阅读资料，使用之前的编码方案对其进行编码。如果有部分资料无法使用已有编码，那么应给它一个新的编码。必要时可以对编码方案做一些调整或修改，形成新的类别和亚类别。定向内容分析可以提供支持或不支持某一理论的证据。而新产生的类别能够提供该研究现象的不一致观点，或对该理论进行进一步修订、扩展或丰富。

3．总结内容分析　研究者通过手工或计算机来寻找资料中特定词汇或思想，并对其进行计数，就资料内容生成统计数据；也可以在此基础上进一步找出使用这些词汇或短语的背景并对其进行诠释，以探索词语使用时的意义范围。其假设是出现频率最高的词语恰好反映了最重要的需要重点关注的内容。该方法常用于将定性资料量化。但有时同义词表达一个意思，或者有时一个词有多个意思，故简单的计数不一定能完全反映实际情况。

（四）定性资料分析常用软件

目前定性研究常用的分析软件包括 MAXQDA、Nvivo 和 ATLAS.ti 等，其使用方法可参考相关书籍。

六、定性研究的质量评价

（一）评价定性研究质量的原则

评价一项研究的质量，首先要弄清研究目的的类型。研究是为了寻找某一问题的答案，还是为了理解某一社会现象？是为了理解某一问题的复杂性，还是为了解决这个问题？是为了发现某一事物的规律，还是为了改变该事物的现状？这些问题又将研究者带回对研究的真实性、可重复性和代表性的探讨。如何判断一个研究是真实可靠的，对谁来说是真实可靠的？如果其他研究者就同一个问题，以相同的方法进行研究，那么会得到相同的结果吗？研究能否代表所有同类的事物，为什么要追求研究结果的代表性？对上述问题的探讨，需要研究者首先回答一个问题，即我们评价的研究目的及背后的指导思想。

定量研究是通过科学、实证的手段来发现客观存在的一种活动，其认识论为实证主义。定性研究的认识论基础和指导思想有所不同：有些试图通过研究者与研究对象之间的平等对话来换取对方的真实意思（批判主义）；有些认为现实不是客观存在，定性研究致力于研究者和研究对象对现实的共同塑造，研究本身是一个建构现实的过程（建构主义）。因此在回答什么是好的定性研究之前，我们必须先清楚这项研究的认识论基础是什么，只有弄清这类问题，研究者才能在其构架内对该研究进行评价。此外，定性研究的目的、问题、方法、研究者和研究对象的关系等因素也会影响研究的质量。

如果一项研究的认识论基础是实证主义，可采用定量研究意义上的效度、信度和推论作为评价标准。如果研究的认识论基础是批判主义，其目的是反省和改变现实，就需要考察研究者与研究对象接触及交往的方式和过程；需要了解研究者是否具有批判的意识和能力，是否在对话中采取了平等的态度，用尊重和真诚唤醒对方的真实意思。如果一项研究建立在建构主义基础上，认为现实是一种共同建构，研究质量需要考察建构的具体过程，主体之间是否通过互动来达成某种共识，这种共识是否有解释力度且信息丰富，研究者是否有反思的态度（如实报道自己与研究对象共同参与建构的方式和过程）。

对不同认识论指导下的研究进行质量评价，应采取不同的标准，以下从效度和信度的层面来介绍定性研究的质量评价。

（二）定性研究的效度

定量研究的效度用于衡量研究结果的可靠性及该研究结果是否反映研究对象的真实情况。效度这个概念也适用于定性研究，但是不能沿用定量研究中这一词语的定义和分类。定性研究真正感兴趣的不是定量研究所谓的"客观现实"的"真实性"，而是研究对象所看到的"真实"。定性研究中的效度是指研究者访谈和观察技巧以及分析能力的正确性，也用来评价研究报告与实际研究的相符合程度。

定性研究的效度分类和提高效度的策略归纳为四类：

第一，描述性效度，指对外部可观察到的现象进行描述的准确程度，衡量主要考虑两点：①所描述的现象和事物必须是具体的；②研究结果的描述性效度会受到很多因素的影响，如访谈环境、观察环境和研究者的社会地位、价值观念、思维方式、知识范围、心理特征及其与研究对象的关系等，所以在研究过程中要详细记录资料收集和分析过程，辅以录音机、摄像机等视听设备与逐字转录等，可在一定程度上提高描述性效度。

第二，解释性效度，指研究者理解和表达对研究对象赋予意义的确切程度。达到这个效度要求研究者必须尽可能站在研究对象的角度，用他们使用的语言及含义建构意义，探索这些研究对象的文化思维方式和行为规范。因此研究者在收集原始资料时必须尽可能使用研究对象的词汇作为分析原始材料的编码；相反，如果研究者使用自己的语言和个人主观想法，先入为主地理解和诠释研究对象的语言和行为，就可能对解释效度产生反面影响。

第三，理论性效度，指研究所依据的理论以及研究结果中建立起来的理论是否真实反映了所研究的现象。这要求研究者在收集及分析资料过程中，要有扎实的理论作为基础，并熟悉所研究的领域。如果研究者忽略收集到的相互矛盾的资料，或者在研究对象的选择上有偏差，就会导致对资料的理解和分析产生误差，从而忽略了其他可能的解释，研究的理论性效度就会出现问题。

第四，评价效度，指研究者对研究结果所做出的价值判断是否确切。通常研究者根据自己的生活经验和研究经历，会对探索的现象有预先的看法和偏见，在研究过程中研究者会注意到那些对自己来说重要的有意义的东西，而忽略那些预先认为不重要的东西。提高评价效度的办法是研究者要注意到个人偏见和研究者自身的反应会影响研究效度，并时刻反思个人主观观点如何影响研究过程以及对研究结果的诠释，反思自己反应背后的根本原因和意义。

（三）定性研究的信度

信度对于定量研究是指采用不同的研究工具或与不同研究者之间的研究结果的一致性。在定性研究中，信度也可以指可靠性或一致性，包括不同参与者通过互动、数据收集、记录与分析，或同一个研究者在不同场合对事物进行分类分析，其研究结果和诠释的一致性。定性研究的信度包括外在信度和内在信度。外在信度是指独立的研究者在相同的或类似情境中，所得到研究结果的一致性；内在信度是指在单一的研究内，多位观察者的发现是否一致。确保定性研究的信度，可在以下几方面做努力：

第一，资料收集过程中，提高观察的正确性，减少观察焦点和内容的偏差，确认研究对象是否是关键人物并具有代表性。

第二，要确保定性研究资料收集过程中由社会环境、语言及观点等构成的互动状态。例如访谈和观察的时间是否充足，要有足够的时间与研究对象建立良好的关系；观察和访谈地点尽量保持原有的自然环境状态；研究者和被研究者不应该有语言沟通方面的障碍。

第三，注意研究对象的经历和历史。研究的情境背景会随时间推移发生变化，过去的经验不断对正在发生的事物产生影响。如果研究对象之前参加过类似的研究，已经获得一定的被观察或被访谈的经验，则这些经历会影响其行为表现。研究对象的成长经历不同，也会在行为表现上有差异，这些都会影响资料收集和解释的信度。

第四，关注并反思研究者个人因素对定性研究的影响，包括身份、年龄、性别、种族、社会地位、教育程度，还包括研究者的角色意识、看问题的角度、与研究问题有关的社会经历等。例如年长的研究对象可能会因为认为年轻研究者的资历和阅历浅而不太愿意接受其采访；田野观察者，如果训练有素和经验丰富，了解自己和参与者的价值观和文化背景，则一般不会先入为主地判断他人的看法和行为。

第五，注意到参与者的流失对研究结果的影响，并采用合理和有效的措施减少流失。例如与参与者建立良好关系，确保参与者个人隐私不被泄露，尽量按照参与者时间安排资料收集活动。在研究报告的书写中，对拒绝参加的人员及原因也应详细记录。

第六，资料的收集中，描写和记录所观察和访谈的内容不加入任何个人推论与批判，这是保持原始资料信度的重要手段之一。通过持续地参与观察、不断地查证所收集的资料，可大大提高定性资料的信度。

第七，资料分析的方法、深度等都会影响研究的信度。需要按照不同类别的资料，对文本、图片、录音等进行仔细和反复分析，然后进行归类、舍弃和再归类，以提高研究结果的信度。

（四）提高定性研究质量的策略

1. 长期投入研究　与定量研究不同，定性研究需要在研究场所停留较长时间来减少偏差。研究者要长时间与研究对象接触，建立起接纳和信任的关系。研究者的在场对研究对象产生的影响会随着时间的延长而逐渐减弱或消失，而且长期接触可使研究对象更愿意提供真实的信息。当然与研究对象常接触也有不利之处，就是研究者有可能产生偏差，因为过长时间的接触可能使研究者涉入太深，以至于完全本土化，失去解释的空间，或者会出现因亲密和熟悉而忽略的问题。

2. 多元交叉法（triangulation）　多元交叉法也称三角互证法，是采用两种以上的资料全面了解一个特定的事件，它是提高定性研究严谨性最科学和有效的方法。有四种多元交叉法：

理论的多元交叉法：使用两个或两个以上的理论或观点去解释一种现象。

方法的多元交叉法：使用多种研究方法去探究一个现象，如定量和定性研究结合起来研究某一问题。

观察者的多元交叉法：在一个研究中，使用一个以上的观察者，以取得不同观察者之间的共同结果。

资料的多元交叉法：使用一种以上的资料来源，例如采用访谈、文献资料、观察资料等同时分析一个事件或一种现象。

3. 他人核查法 当资料收集完毕进入资料分析和总结阶段后，需要对原始资料、编码和解释进行再确认。

研究同行评议或核查是他人核查的重要方式之一，指将在研究内容和研究方法方面富有经验的同行集合在一起，对研究的各个部分进行回顾、给予回馈并提供建议。评议成员可以来自相同学科，也可以来自不同学科；可以分享研究者的田野工作及资料分析的经历，也可以对研究者的设计提供反馈；可以阅读资料和编码、查看是否合理，或者阅读田野笔记和日志，评估研究者的观察能力，促进研究者的自我反省，减少研究偏差。这种方法对辨识研究者本身的偏见或是否有预设立场非常有效。

另外一个他人核查的途径是参与者检验，研究者再次回到研究场所，将研究资料和结果反馈给研究对象，系统地向其征求对编码和解释的意见，确认研究发现是否符合其真实经历。如果研究对象对研究所做的结论有不同的意见和看法，或认为研究者误解了他们所做的事和所说的话，那么研究者应该认真倾听其意见，并在此基础上进行修正和澄清。有时出于某些原因，研究对象可能改变自己的想法，"否认"曾经说过的话或做过的事，或者有意"歪曲"自己行为的意义。此时，研究者应设法弄清研究对象为什么会发生这种变化，其这么做的动机是什么。而对这种变化的深入探究，有时会为研究者提供重要的信息。

4. 负面案例分析（**negative case analysis**） 负面案例分析是指研究者有意识地寻找矛盾的证据或反面案例，以判断分类或解释是否存在错误，增加对现象的全面描述。相反的证据可用于反驳需要验证的理论解释，从而再确认、发展以及完善理论解释。负面案例分析可使研究者在资料分析的过程中站在与自己相反的立场上，使得研究更加严谨。

5. 留下审查线索 留下审查线索使他人可以再次验证研究发现，这是确保定性研究严谨性的重要方法。留下审查线索，指研究者采取开放的态度，系统记录资料收集和分析的每一个步骤，以便第三方的审查者能够使用这些线索，根据资料来复制和验证研究发现。记录的内容包括田野笔记、访谈转录文本、资料分析期间的日志与做出分析、判断的备忘录等。

同时，审查线索也记录了其他增强研究严谨性策略的使用情况，如长期接触、同行评议、多元交叉法、负面案例分析等。审查的重点包括考察结论是否从资料中产生、编码与主题是否有逻辑性和有效性、对立假设有没有发挥功能、负面案例分析是否完成、田野笔记是否倾向于中立、研究者与研究对象可能造成的偏差有没有记录在日志或备忘录中，以及抽样、资料收集与分析的决定是否合理、在研究中是否做了一些改变，这些改变是否有理由和说服力，等等。虽然审查过程很复杂，但却有着重要的说服力。

6. 澄清研究者的偏见 研究者本身既是定性研究资料收集的工具，也是分析过程的创造者。因此，研究者的能力、素质、经验等对研究的严谨性至关重要。研究者应报告个人或专业等与资料收集和分析解释有关的信息，如资历、与研究对象和场所的关系等，反思自己的主观性，陈述自己在研究中如何使用和监控这些信息。

7. 深描（**thick description**） 深描是详尽地呈现资料的细节并发掘其意义，而非只是重点式的记录，研究者需要描写调查发生的场所背景，呈现研究过程的丰富信息。深描可用于测试研究者所发展的理论是否支持研究者本身的观点，为研究的结论提供充分的论证依据，同时还可以弥补由于研究样本量太小而带来的缺乏代表性的问题。

上述确保定性研究严谨性的措施非常重要，但研究者在采取这些策略时要注意伦理问题，并避免过度描述。例如长期接触、同行参与讨论，参与者检验时可能侵犯隐私，过多的描述和过度记录等会耗尽研究者的创造力和洞察力。研究者在研究报告中要介绍自己采用的定性研究严谨性标准和增进严谨性的方法，并反思在研究过程中是如何思考、甄别和处理这些问题的。

第四节　文献综述方法

文献综述是利用已经完成的研究结果，包括已发表的文献和未发表的灰色文献，回答研究问题的过程。随着研究文献的大量涌现，以及文献获取的便利性提高，快速获取、评价和整合现有研究成为获取研究证据、找到研究空白的重要途径；同时充分评价和利用现有研究，也能节省研究资源，避免重复研究。

文献综述的步骤包括综述问题的界定、检索数据库、文献筛选、对纳入的文献进行方法学质量评价、信息提取和整合、撰写综述并对实践和未来研究提出建议。

一、综述问题的界定

对于社会医学领域的文献综述，与开展调查研究、实验性研究和定性研究一样，也需要始于一个明确的研究问题，也可以分为同样的类别：确定健康问题及其影响因素现状分析、现状原因分析、解决方案的比较和选择、解决方案效果的评价。一个高质量的文献综述应该做到研究问题清晰、概念的内涵和外延明确。研究问题可以根据具体情况进一步分解。例如，一个解决方案效果评价的文献综述，其问题可分解为五个概念，即研究对象（participants）、研究评价的刺激或干预（intervention）、对比刺激或者干预（comparison）、刺激或干预的效果（outcome）和纳入的研究设计（study design）。这五个概念简称"PICOS"。

二、检索原始研究的常用数据库

社会医学是交叉学科，原始研究的检索需要检索综合性医学文献数据库，如 Medline、Embase、CENTRAL 等；也需要检索社会科学、经济学、政策研究类的数据库，主要数据库包括：

1．Global Health　是针对国际公共卫生研究人员开发的专业性文献数据库，收录文章的学科范围包括社会医学和社区公共卫生。

2．Social Science Research Network（SSRN）　致力于全球快速传播社会科学研究成果，覆盖多个社会科学学科，包括卫生政策和卫生体系研究。该数据库不仅包括杂志出版物，还包括研究机构未发表的最新工作报告。

3．Public Affairs Information Service（PAIS）International　主要收录公共政策和公共事务有关的资源，不仅包括期刊，还包括政府、联合国、世界卫生组织等的出版物。

4．International Bibliography in Social Science　收录社会科学和交叉学科的资源，包括杂志文章、书籍和评论等出版类型。

5．Popline　人口和计划生育专题数据库，其中收录妇幼卫生政策相关的资源。

6．EconLit　收录经济学领域的期刊论文、书籍、研究报告和会议论文，覆盖多个经济学研究领域，包括卫生经济学和卫生政策研究的文献。

7．IDEAS（Research Papers in Economics）　经济学、管理学数据库，收录多个国家的经济学类期刊、研究报告等。

除了上述电子数据库，为了发现更多灰色文献，还需要检索健康和社会政策相关机构的网站，包括：

1．联合国（United Nations）　其出版物和数据库资源中包括经济和社会发展有关的出版物和研究报告。

2．世界卫生组织（World Health Organization，WHO） 其网站可通过研究主题找到每个主题相关的出版物和研究报告，包括卫生体系、卫生政策和卫生经济等明确相关的研究内容。WHO 网站也提供其出版物和期刊的相关信息，包括世界卫生报告、*Bulletin of the World Health Organization* 杂志。还有其循证卫生分支机构的网站链接，包括卫生政策与体系研究联盟网站、循证决策研究网络。在 WHO 网站及其相关链接中，即使没有找到原始研究，也可以通过相关报告的内容和参考文献为寻找原始研究提供重要信息。

3．世界银行（World Bank） 其出版物和文献中包括世界银行和其他相关组织资助的卫生政策类研究的研究报告。

4．Google 搜索引擎检索 Google 搜索引擎可发现研究某个主题的研究机构网站，在其网站资源中寻找他们所做尚未发表的研究报告。

三、检索文献的纳入和排除标准

如前所述，社会医学问题的类型不仅局限于解决方案或干预效果的评价，还涉及确定健康问题及其影响因素现状分析、现状原因分析、解决方案的比较和选择、解决方案的评价四大类型。要解决的问题不同，所需科研证据类型也不同。因此文献综述在筛选检索到的文献时，除了按照研究主题确定纳入的研究对象、内容和结果指标之外，还需要考虑纳入的研究设计也不同（表 6-2）。通常应该先明确文献综述要为哪一类社会医学问题提供答案和证据，再用相应的主题界定其需要检索、纳入、评价和综合的原始研究类型。

表6-2 不同社会医学问题文献综述需要纳入的原始研究设计

政策阶段	具体分析问题	系统评价需要的研究设计类型
确定健康问题或影响因素的现状及原因	健康问题的覆盖范围和严重程度	调查研究、纵向数据趋势分析等描述性研究
	健康问题在不同人群中的分布状况	描述性研究和定性研究
	健康问题产生的根源	队列研究、前后对照研究等观察性研究及定性研究
可选方案的比较和选择	总结目前解决此类问题的干预措施	描述性、观察性和实验研究，政策文件
	评价/比较目前相关干预措施的正面效果	效果评价研究，如实验研究、有对照组的前后对照研究及有间断的时间序列研究
	评价/比较目前相关干预措施的负面效果	实验研究、观察性研究
	评价各种可选干预措施的成本效果	成本效果、成本效益和成本 - 效用分析
	可选方案可行性分析	观察性研究、定性研究
方案的实施	方案的动力和阻力分析	观察性研究、定性研究
方案的评价	评价方案的正面效果	效果评价研究，如实验研究、有对照组的前后对照研究及间断时间序列研究
	评价方案的负面效果	实验研究、观察性研究
	方案的成本效果分析	成本效果、成本效益和成本 - 效用分析

（一）确定健康问题的现状及其原因

社会健康问题确定阶段的目的是发现干预方案需要优先解决的问题，此阶段需要分析的具体问题包括：①了解健康问题的覆盖范围和严重程度；②健康问题在不同人群中的分布状况；③与过去相比，与其他国家或地区相比，或与原来的发展计划相比，目前健康问题的发展程度；④健康问题产生的根本原因等。这些信息是进一步制订针对性干预方案的依据。描述性、观察性或定性研究可满足分析上述问题的需要。文献综述可通过纳入、评价和综合这些类别研究设计的原始研究来为确认健康问题提供更全面、客观和高质量的证据信息：①通过综合评价某一健康指标的现况调查分析和纵向数据趋势分析等描述性研究，能全面了解相应健康问题在不同地区、不同人群中的现状和发展趋势；②通过整合相关的队列、前后对照等观察性研究，可全面总结影响此健康问题的因素，进而探索该健康问题产生的原因；③通过综合对健康问题看法和感受的定性研究，可了解不同人群、各类利益相关者对目前健康问题的感受和态度，以综合反映此问题的严重程度或对不同人群的影响。例如，有一项综述纳入评价和综合了有关结核病患者治疗依从性影响因素的定性研究，归纳并系统展示了患者、服务提供者和管理者各方提到的依从性阻碍或促进因素。政策制定者从此综述的结果中可全面了解结核病治疗依从性差产生的原因。

（二）可选方案的比较和选择

制订解决方案是针对需要优先解决的问题制订最优干预方案的过程。此阶段需要解决的具体问题包括：①了解目前解决此类健康问题的所有可选干预措施；②评价和比较目前相关干预措施的正面效果和负面效果；③评价各种可选干预措施的成本效果；④分析可选方案在本国或本地的可行性。对解决某类健康问题的所有可选干预措施，无论是描述性、观察性还是实验研究，只要证据中有干预内容的客观描述均可提供有用信息。综述可通过纳入和评价这些类别的原始研究，总结归纳尽可能多的干预可选方案。但要评价可选干预措施是否对解决问题有正面效果，则需要较严格的研究设计来控制各种混杂和偏倚。要全面评价干预可能导致的各种负面效果，综述可检索、纳入和评价队列研究等观察性研究。评价负面效果较少用实验性评价研究。

方案可行性分析是一个复杂而宽泛的问题，需要评价各种可选方案在政治、经济、社会文化等很多方面的约束条件。综述可通过综合相关政策方案的经济学评价研究来分析方案在经济上的可行性；通过纳入和综合反映利益相关者观点和感受的定性研究，分析干预方案在政策、社会文化方面的可行性。

（三）方案的实施

方案执行即确定干预方案后将其转换为现实的过程。此过程中方案制订者和执行者更关心的问题是干预执行过程中可能的阻力和动力，以便更好地推动其执行。单一的原始研究可通过观察性研究、定性研究甚至专家讨论性分析来定量或定性地界定、探讨方案执行的推动因素和阻碍因素。通过纳入、评价和整合相应干预措施的观察性研究或定性研究的文献，可更全面、客观地总结干预执行的推动因素，或发现干预难以实施的阻碍因素，为完善方案设计和执行过程提供可靠证据。例如，一项文献综述纳入了青少年对健康饮食看法的定性研究，从中提取综合了导致健康饮食这项公共政策推广困难的因素。相对证明健康饮食有效性的系统评价，可为健康饮食的有效推行提供更直接的政策建议。

（四）方案的评价

方案评价是检验干预效果，以确定干预延续、修正或终止的阶段。此阶段需要回答的问题是：执行是否达到了期望的正面效果？干预推行的成本是否产生了负面影响？一项干预推行后往往有不少原始研究利用实验性、时间序列和前后对比研究甚至干预后的描述性研究来分析干预的效果。单个研究的研究地区、样本量有限，且很难控制研究者个人观点、研究质量对结论的影响。系统综述可通过纳入和整合高质量实验研究、有对照组的前后对比研究和间断时间序列研究等效果评价研究来帮助决策者全面、客观地评价干预的正面效果；也可以通过纳入、评价和整合观察性研究、成本效果评价研究的结果来综合地分析干预实施的负面效果和成本。

四、文献综述中的质量评价方法

文献综述不只是纳入主题相关、研究设计适当的原始研究，还需要结合综述目的考虑原始研究的方法学质量，以使得综述的结论更加客观和可信。不同目的的文献综述需要纳入的研究设计不同，其质量评价的标准也不同。以下分别介绍实验研究、准实验研究、调查研究及定性研究的评价方法。对实验研究，主要介绍循证医学组织 Cochrane 协作网推荐的评价方法；对准实验研究和调查研究及定性研究的评价，则介绍典型文献综述案例中探索和使用的方法。

（一）实验研究的质量评价方法

循证医学组织 Cochrane 协作网推荐了 4 类评价微观和宏观干预的研究设计，包括随机对照实验研究、非随机对照实验研究、有对照组的前后对照研究、间断时间序列研究，并不断完善和发展评价 4 类研究偏移的标准，其最新的偏移评价标准列于下表 6-3 和表 6-4。

表6-3　随机对照实验研究、非随机对照实验研究、有对照组的前后对照研究的偏移风险评价标准

随机对照实验（randomised controlled trials，RCTs）、非随机对照实验（non-randomised controlled trials，NRCTs）和有对照组的前后对照研究［controlled before-after（CBA）studies］

a）分配序列产生是否适当
- "低风险"：清晰描述了随机序列产生的过程（如使用随机数字表）
- "高风险"：使用了非随机方法（如用患者就诊日期作为分配标准）；NRCTs 和 CBA 的分配方法可直接归为"高风险"
- "不清晰"：分配序列方法描述不清晰

b）分组过程是否充分隐蔽
- "低风险"：分组单位是机构、团队或卫生人员，且自研究开始对所有单位进行分组；若分组单位是个人，则使用中央随机化、现场计算机系统或不透明封闭信封法
- "高风险"：CBA 设计直接归为"高风险"
- "不清晰"：相关信息不明确

c）基线结果指标是否可比
- "低风险"：干预前，测量和比较患者结果指标或医生行为指标，各组间无显著差别。对 RCTs 设计，如有不均衡的地方但做了调整分析，可直接归为"低风险"
- "高风险"：两组基线结果指标有明显差别，且分析中未作调整
- "不清晰"：如 RCTs 设计未作干预前结果指标测量比较，则归类为"不清晰"

d）各组研究对象干预前的特征是否可比
- "低风险"：研究测量并报告了干预组和对照组在干预前的主要特征，且无显著差异
- "高风险"：研究未报告干预组和对照组在干预前的主要特征，或报告了特征但两组间差异明显
- "不清晰"：研究中干预组和对照组在干预前的主要特征不清楚（如只提到某些特征，但未展示具体数据）

e）未追踪到结果指标的问题是否被适当地处理
- "低风险"：失访结果指标不可能使结果产生偏移（如干预组和对照组的失访率相似，或失访比例小于效应值）
- "高风险"：失访数据很有可能使研究结果产生偏移
- "不清晰"：研究未报告失访率（若未报告失访率，不能将其假设为 100% 随访率）

f）有没有充分地防止研究对象和测量人员获知分组状况
- "低风险"：作者明确报告主要研究结果的测量人员不了解分组情况，或结果指标是客观指标（如住院天数）
- "高风险"：有信息提示未采用盲法
- "不清晰"：相关信息不明确

续表

g）有没有方法充分防止对照组研究对象受到干预措施的影响

- "低风险"：分组单位为社区、机构，对照组不可能接触到干预措施
- "高风险"：对照组很有可能受到干预措施影响（如分组单位为患者而不是医生）
- "不清晰"：若研究是一个医疗机构内医生的随机分组，则对照组医生有可能接触到干预措施

h）有无选择性报告研究结果的可能

- "低风险"：没有线索表明作者选择性报告了结果（如方法部分提到的所有结果指标都在结果部分进行了报告）
- "高风险"：有重要结果指标没有报告
- "不清晰"：相关信息不明确

i）有没有其他可能的偏移风险

- "低风险"：没有可怀疑的其他风险

表6-4 间断时间序列研究的偏移风险评价标准

间断时间序列研究（interrupted time series）

a）干预措施的效果有没有受到其他改变的影响

- "低风险"：有充分的理由相信在整个时间序列中，干预措施与其他改变相互独立，不会受其他混杂因素或历史事件的影响
- "高风险"：在时间序列中有其他重要改变发生，并与干预措施有密切关系

b）是否预先明确干预措施效果的分析点

- "低风险"：分析点和干预发生点是一个时间点；若分析点和干预点不是同一时间点，要充分合理地解释这样分析的原因
- "高风险"：分析点和干预点不是同一时间点，又无任何解释

c）干预措施是否影响数据收集

- "低风险"：文中明确提到干预本身没有影响数据收集（如数据来源和收集措施在干预前后没有变化）
- "高风险"：干预的实施可能影响了数据收集（如干预后数据来源和收集手段发生了变化）

d）有没有充分地防止结果指标测量人员获知干预状况

- "低风险"：作者明确报告主要研究结果的测量人员不了解干预实施情况，或结果指标是客观指标（如住院天数）
- "高风险"：有信息提示未采用盲法
- "不清晰"：相关信息不明确

e）没有追踪到结果指标的问题是否被适当地处理

- "低风险"：失访结果指标不可能使结果产生偏移（如干预前后的失访率相似，或失访比例小于效应值）
- "高风险"：失访数据很可能使研究结果产生偏移
- "不清晰"：研究未报告失访率（未报告失访率，不能将其假设为100% 随访率）

f）有没有选择性报告研究结果的可能

- "低风险"：没有线索表明作者选择性报告了结果（如方法部分提到的所有结果指标都在结果部分进行了报告）
- "高风险"：有重要的结果指标未报告
- "不清晰"：相关信息不明确

g）有没有其他可能的偏移风险

- "低风险"：没有可怀疑的其他风险（如是否考虑了季节因素的影响，如果1 到6 月是干预前，7 到12 月是干预后，季节有没有可能对研究结果产生影响）

（二）准实验研究和调查研究的质量评价方法

大多数社会医学研究还是运用观察或调查研究方法。目前很多社会医学领域相关的文献综述纳入了更多类型的研究设计，即使是干预效果的系统综述也会将纳入标准扩大到准实验研究，因此不少综述作者和机构探索了这些研究设计的质量评价方法。本部分将介绍两种可用于多种研究设计的质量评价标准：①美国汉密尔顿有效公共卫生政策项目开发的质量评价标准（表6-5）；②适用于观察性和描述性研究的质量评价标准（表6-6）。标准①主要用于实验研究和各种准实验研究；标准②则不仅可用于实验和准实验研究，还适用于调查报告和案例分析等。

表6-5 美国汉密尔顿有效公共卫生政策项目开发的质量评价标准

a）选择性偏移

　Q1 研究所选取的研究对象是否能代表整个研究人群？（非常可能、可能、不太可能、不确定）

　Q2 选取的研究对象中有多少同意参与研究？（80% ~ 100%、60% ~ 79%、小于60%、不适用、不确定）

　选择性偏移评级：高质量、中等质量、低质量

b）研究设计

　Q1 本研究采用什么研究设计？（随机对照实验、准随机对照实验、队列研究、病例对照研究、时间序列研究、间断时间序列、其他研究设计、不确定）

　Q2 本研究宣称使用随机方法了吗？（如没有，直接跳到问题c）

　Q3 若本研究宣称使用随机方法，清楚描述随机方法和过程了吗？（是，否）

　Q4 若本研究宣称使用随机方法，随机方法运用恰当吗？（是，否）

　研究设计评级：高质量、中等质量、低质量

c）混杂因素

　Q1 不同研究组的特征（民族、性别、婚姻状况、年龄、社会经济学特征、教育水平、健康状况、研究结果指标）在干预前有重要差别吗？（有，没有，不清楚）

　Q2 若有特征存在明显差异，有多大比例的混杂因素得到控制和分析？（80% ~ 100%、60% ~ 79%、少于60%，不清楚）

　混杂因素评级：高质量、中等质量、低质量

d）盲法

　Q1 结果指标测量者是否知道研究对象的分组？（知道、不知道、不清楚）

　Q2 研究对象是否了解研究问题？（知道、不知道、不清楚）

　盲法评级：高质量、中等质量、低质量

e）数据收集方法

　Q1 数据收集工具有效吗？（是、否、不清楚）

　Q2 数据收集工具可靠吗？（是、否、不清楚）

　数据收集方法评级：高质量、中等质量、低质量

f）随访和失访

　Q1 随访和失访率及其原因是否被报告？（是、否、不清楚、不适用）

　Q2 研究的随访率处在哪个水平？（80% ~ 100%、60% ~ 79%、低于60%、不清楚、不适用）

　随访和失访评级：高质量、中等质量、低质量

g）干预完整性

　Q1 有多少比例的干预/暴露组研究对象真正接受了干预或暴露因素？（80% ~ 100%、60% ~ 79%、低于60%、不清楚）

　Q2 干预措施是否保持一致？（是、否、不清楚）

　Q3 研究对象是否有可能接受其他干预，从而影响研究结果？（是、否、不清楚）

　干预完整性评级：高质量、中等质量、低质量

续表

h）分析方法

　　Q1 研究的分组单位？（社区、机构、诊室、个人）

　　Q2 研究的分析单位？（社区、机构、诊室、个人）

　　Q3 研究使用的分析方法与其研究设计是否相符？（是、否、不清楚）

　　Q4 研究分析是基于研究对象最初分组所在组别进行结果分析吗？（是、否、不清楚）

研究的总体评级：高质量、中等质量、低质量

表6-6　适用于观察性和描述性研究的质量评价标准

研究问题

- 研究问题是否清晰？总的研究目的和具体研究目的是否明确

理论基础

- 研究动机或理论基础是否清晰？研究的理论基础应包括参考文献中的其他研究，或相关的理论解释

方法学

- 研究是否清晰地描述了回答研究问题的研究方法
- 研究是否利用横断面或时间序列的统计分析方法
- 是否利用了统计回归分析
- 研究是否有对照组

数据

- 对数据来源、样本量、时间范围等研究方法的信息是否有所描述
- 研究的数据是否是原始数据
- 研究是否利用了家庭调查或机构水平的数据

研究目标的完成

- 研究是否回答了所有的研究问题？研究问题和研究发现之间应该是很明显的一致

研究结果

- 研究结果是否都是通过此研究中使用的方法得出的？所有的结果和发现都应该从本研究的数据和方法中得出

讨论和结论

是否讨论研究的优点、可能的偏移和局限

（三）定性研究的质量评价方法

　　很多社会医学研究的综述需要纳入定性研究来整合社会层面干预执行者和干预对象的观点看法，如政策的可行性分析、政策执行的动力和阻力分析。表 6-7 介绍了两种常用的定性研究质量评价方法。

表6-7　定性研究质量评价方法

质量评价方法1	质量评价方法2
a）研究问题和目标是否清晰	● 研究是否为定性研究
● 研究问题和目标是什么	● 研究问题是否清晰阐述
● 定性是否适用	● 定性方法是否解释清楚
b）抽样方法是否清晰合理	● 研究方法是否适用于研究问题
● 谁是研究对象，为什么	● 研究背景是否清晰
● 是否解释研究对象的挑选方法	● 研究者的角色是否清楚
● 是否解释选择研究对象的原因	● 抽样方法是否清晰
● 是否解释某些研究对象不参加的原因	● 抽样方法是否适用于研究问题
c）数据如何收集？方法是否解释清楚	● 数据收集方法是否清晰
● 数据收集方法是什么（专题小组访谈或结构访谈）	● 数据收集方法是否适用
● 研究是否说明选择此方法的原因	● 是否对分析方法进行清晰描述
● 是否描述访谈如何进行	● 分析方法是否适用
d）数据分析方法是否清晰描述	● 研究的结论是否有足够的证据支撑
● 分析过程描述是否清晰	
● 是否清晰描述提炼主题的过程	
● 是否有足够的数据支持结论	
● 是否发现了矛盾的数据	
● 分析是否由多人重复做	
e）结果是否清晰	
● 研究的主要发现是什么	
● 推论和解释是否基于数据	
● 引文是否明确标记	
f）研究的相关性如何	
● 研究是否讨论其对当前研究的贡献	
● 是否发现了新的研究领域	
● 是否讨论研究在更大范围的适用性	

　　不少研究的质量评价方法，特别是对准实验研究和调查研究，仍在发展和完善中，尚无金标准。对社会医学领域相关主题的文献综述，关键是掌握制定和选择质量评价标准的原则，即立足综述的目的，制定和选择适宜、可行的质量评价标准。

五、综述中原始研究的整合与分析方法

（一）定量整合方法

　　定量整合方法最常用 Meta 分析，可参考流行病学教材进行学习。社会医学领域的综述中较少用到 Meta 分析，原因是：健康问题的社会层面干预往往是宏观层面的，并且在不同国家、不同地区的具体干预内容不尽相同，导致原始研究异质性很大，不符合 Meta 分析的基本条件。

　　社会医学领域的综述更常用的整合方法是叙述性综合方法（narrative synthesis）。这种整合方法是将研究结果用结构总结方法，以表格形式尽可能列示单个研究结果。适用于分析不同类型研究设计的原始研究，包括实验研究、准实验研究及调查研究等。叙述性综合是一个整合原始研究并对观察到的差异和规律进行描述的过程，而不是统计分析。叙述性综合的分析内容包

括以下两方面。

选择描述结果的指标：叙述性综合首先需要选择统一的结果指标计算方法，描述所有研究的结果。如 Cochrane 建议描述所有研究结果时应采用绝对改变数，相对改变数，与基线相比的绝对改变数，与基线相比的绝对改变数差异。计算方法列于表 6-8。

表6-8　综述中推荐使用描述干预效果的指标

	干预组	对照组
干预前	S_{pre}	C_{pre}
干预后	S_{post}	C_{post}
改变	S_{change}	C_{change}

绝对改变数（absolute change）= $S_{post} - C_{post}$；相对改变数（relative percentage change）=（$S_{post} - C_{post}$）/ $C_{post} \times 100$；与基线相比的绝对改变数（absolute change from baseline）是 S_{change} 与 C_{change}；与基线相比的绝对改变数差异（difference in absolute change from baseline）= $S_{change} - C_{change}$。

纠正研究的分析错误：当研究设计是群组 RCT、交叉实验研究、有间断的时间序列研究时，若原始研究分析中未考虑到分析单位调整等分析问题，就需要在系统评价中用正确的方法进行重新分析。

（二）定性整合方法

定性整合是加工、综合原始研究的文字内容，而不是整合原始研究的定量数据。定性整合方法不仅可分析综述中纳入的定性研究，也能分析定量研究中的文字信息。但定性整合方法仍处于探索发展中，目前较成熟的方法有：meta 民族志法（meta-ethnography）、扎根理论（grounded theory）、批判地解释性整合（critical interpretive synthesis）、主题整合（thematic synthesis）、框架整合（framework synthesis）、文本叙述性整合（textual narrative synthesis）。现将常用、易于操作、适用范围更大的几种整合方法简介如下，欲深入学习其他定性整合方法请参考相关文献。

1. 主题整合（thematic synthesis）　主题整合方法源于 meta 民族志法和扎根理论，整合步骤是对原始研究中观点和发现的提取、比较和提炼。在主题整合过程中，首先对原始研究结果进行编码形成"描述性主题"；然后对这些主题进行反复比较，形成"分析性主题"；这些"分析性主题"即整合结果，是对研究问题表面现象的解释。主题整合的结果并不需要形成理论和一个完整论证链条，可以只是一些解释性观点的集合，这些观点能包含和更好地解释所有原始研究的结果。

2．框架整合（framework synthesis）　框架整合是将所有纳入原始研究结果中的观点或理论，借助一个框架进行结构化和系统的整合和展示。此方法与上述定性研究整合方法有一个本质的区别：其他方法都是归纳式的、没有先验假设，即基于研究结果产生分析结论或理论；而框架整合方法需要一个先验框架，这个框架可以是其他相关研究提出的框架、基于背景知识设计的框架、或者综述团队共同讨论形成的框架，因此这种整合方法是演绎式的。整合的操作步骤为：阅读原始文献，熟悉研究结果；确定一个适用于此类研究的理论框架；借助此框架指导数据提取工具，将原始研究的结论填充到框架相应的部分；若框架中没有适合研究结果的部分，则可以对框架进行调整；将所有研究结果填入框架后，借助理论框架的解释来阐述原始研究之间的关系。

3. 文本叙述性整合（textual narrative synthesis）　文本叙述性整合是对原始研究进行同质化分析和归类的过程。相对于以上所有解释性的整合方法，文本叙述性整合是描述性的。文本叙述性整合的典型做法是：将原始研究的主要特征、背景因素、研究质量和研究发现用统一的形式进行列示，对研究之间的相同点和不同点进行比较分析。描述性比较中也不排除会发展出一些结构化的或解释性的提炼。

（袁蓓蓓）

第七章 | 生命质量评价

第一节 生命质量概述

一、生命质量的概念

生命质量（quality of life，QoL）又称生存质量或生活质量，是不同文化和价值体系中的个体对与他们的生活目标、期望、标准及所关心事情相关的感受和体验，是包括个体生理、心理、社会功能及物质状态的一种综合测量。世界卫生组织对健康的定义为：健康不仅仅是没有疾病或虚弱，而且是一种身体、心理和社会功能上的完好状态。而生命质量又经常与"健康"相联系，往往是生活幸福和满意的构成要素。健康相关生命质量（health-related quality of life，HRQOL）指人们在病伤、医疗干预、老化和社会环境改变的影响下的健康状态，以及与其经济、文化背景和价值取向等相联系的主观体验。健康状态和主观体验构成了健康相关生命质量的主要内容。健康相关生命质量通常包括健康、生理（身体／躯体）功能、身体症状、情绪功能、认知功能、角色功能、社会幸福感、性功能等方面。

二、生命质量评价的发展历史

生命质量评价出现于 20 世纪 40 年代末。1947 年提出的用于临床环境的卡诺夫斯基表现量表（Karnofsky performance scale）是最早在生理和临床检查之外的评估患者的工具。它是由 0 ～ 100 构成的尺度表，0 表示死亡，100 表示正常，无疾病。由医护人员进行评估。虽然这些量表有时仍被描述为测量生命质量的工具，但它们只能抓住其中的一个方面，并且不能充分反映患者的整体幸福感和生命质量。

在 20 世纪 70 年代末到 80 年代初，量化的健康状态被用于健康的总体评估。这些测量工具注重于躯体功能、躯体与心理症状、疾病的影响、对痛苦（不幸）的感知以及生活满意度。如：疾病影响因素量表（sickness impact profile，SIP）和诺丁汉健康量表（Nottingham health profile）。尽管这些量表经常被描述为生命质量问卷，但其发明者并没有把这些表格设计为测量生命质量的工具，也从未如此宣称。

与此同时，Priestman 和 Baum 采用线性模拟自评法（linear analogue self-assessment，LASA）来评估乳腺癌患者的生命质量。线性模拟自评法有时又称作视觉模拟尺度法（visual analogue scale，VAS），在一条长 10 cm 的直线的终端处，标记着描述极端状态的词语。患者沿着这条直线，按照自己的感觉，标记出一些点。后期生命质量测量工具的大部分发展都建立在这些早期尝试的基础之上。如线性模拟自评法被包含在欧洲五维健康量表（EQ-5D）中。值得注意的是，功能状态量表仅仅是评估是否存在可能给患者造成痛苦或损害其生命质量的问题，但这些量表不一定表明患者的生命质量。

1985 年美国食品与药品监督管理局（FDA）开始在接受新药时要求同时递交药物对患者生命质量和生存时间影响的证据资料，并于 1992 年出版了专门的生命质量研究杂志（quality of life research），于 1994 年成立了生命质量研究协会（International Society for Quality of Life Research），推动生命质量领域在概念模型、测评工具、基础研究和临床应用等方面深入发展。

三、生命质量的评价内容

生命质量通常包括生理状态、心理状态、社会功能状态、主观判断与满意度。此外，针对具体疾病的量表还包括疾病症状等内容。生理、心理和社会功能状态是生命质量的重要内容。任何一种疾病或损伤都会导致这三方面功能的改变。主观判断和满意度评价反映了个体对健康状态的自我评判以及需求或期望得到满足时所产生的主观认可程度，是生命质量的综合指标。

（一）生理状态

生理状态反映个体体能和活动能力的状态，通常包括活动受限、社会角色受限和体力适度三方面的内容。

1. 活动受限　指日常生活能力因为健康问题而受到的限制，包括 3 个层次：①躯体活动受限，如弯腰、行走困难等；②迁移受限，如卧床、不能利用交通工具等；③自我照顾能力下降，如不能自行梳洗、穿衣和进食等。通常所说的基本生活活动能力包括穿衣、进食、洗澡、上厕所、室内走动 5 项指标。这是康复评价最常用的指标。

2. 社会角色受限　人的社会角色表现为担当一定的社会身份、承担相应的社会义务、执行相应的社会功能。健康问题常引起角色功能受限，包括主要角色活动的种类和数量受限、角色紧张和角色冲突等。角色功能反映了躯体健康状况和对通常角色活动的需求，因此，不仅反映患者的生理状态，而且还受心理状态和社会功能状态的影响，是反映患者生命质量的一个综合性指标。

3. 体力适度　主要指个体在日常活动中所表现出的疲劳感、无力和虚弱感。许多疾病并不导致躯体活动受限，但可通过降低患者的体力使角色功能下降。体力适度是一个相对概念，不同的社会角色在日常活动中所消耗的体力是不同的，因此病中或病后所表现出的体力适度也是不同的。

（二）心理状态

所有的疾病都会给患者带来不同程度的心理变化，主要表现在情绪和意识。情绪反应和认知功能的测定是生命质量评价又一重要组成部分。

1. 情绪反应　情绪是指个体感知外界事物后所产生的一种体验，包括正向体验，如愉快、兴奋、满足和自豪等，以及负向体验，如恐惧、抑郁、焦虑和紧张等。情绪反应是生命质量测量中最敏感的部分，不仅直接受疾病和治疗措施的影响，也会间接反映患者的生理状态和社会功能状态的变化。

2. 认知功能　包括时间与地点的定向、理解力、抽象思维、注意力、记忆力以及解决问题的能力等，是个体完成各种活动所需要的基本能力。认知功能障碍常常发生于特定的疾病或疾病的特定阶段，以及到达一定年龄段的老年人。许多疾病的晚期都伴有认知功能的障碍，包括机智、思维、注意力和记忆力的损失。由于认知功能的改变是渐进的，因此认知功能在生命质量测量中不是一个敏感的指标，是否纳入生命质量测量要依据研究目的和研究内容而定。

（三）社会功能状态

社会功能包含两个不同的概念：社会交往和社会资源。社会交往根据其深度，可分为3个层次：一是社会融合，即指个体属于一个或几个高度紧密的社会组织，并以成员身份参与活动；二是社会接触，即指人际交往和社区参与，如亲友交往和参加集体活动等；三是亲密关系，指个人关系网中最具亲密感和信任感的关系，如夫妻关系。许多疾病和治疗都会给患者造成主观或客观上的社交困难。这些社会交往功能的下降最终可导致社会支持力下降、心理上的孤独感和无助感及个人机会的丧失。

社会资源不能被直接观察，其质量只能由个体来判断，并通过向个体直接询问来进行测量。社会资源的测量代表了个体对其人际关系充足程度的评判。对社会资源感到满意的个体往往感觉与别人有良好的联系，能够感受到被关照、关爱和需要。

（四）主观判断与满意度

1. 自身健康和生活判断　指个体对其健康状态和生活状况的自我评判，是生命质量的综合性指标。这类指标在生命质量评价中非常重要，反映在疾病状态和治疗措施的影响下，患者生命质量的总变化，同时也反映患者对未来生活的期望和选择。由于此类指标建立在自我意识的基础上，影响因素很多，在实际情况下常常不很敏感。

2. 满意度与幸福感　二者同属于当个体需求得到满足时的良好情绪反应。满意度是对待事件的满意程度，是人有意识的判断。幸福感是对全部生活的综合感觉状态，产生自发的精神愉快和活力感。在生命质量评价中，满意度用来测定个体的需求满足程度，幸福感用来测定个体的整体生命质量水平。

（五）其他内容

一些针对特殊人群或特定疾病的生命质量评价量表，常常包括反映特殊人群特征或疾病特异症状等内容。评价内容的选择应根据研究问题和研究目标，体现评价对象的特征及其所关注的问题。如对麻风病患者来说，应将社会歧视和自卑心理纳入心理状态的测定。

第二节　常用生命质量量表

健康相关生命质量（health related quality of life，HRQOL）的评价多数采用量表的方式进行。目前世界范围内生命质量评价量表多达数百种，应用越来越广泛，已经深入到医学的各个领域，问卷的发展趋势也越来越专业化。本节将对一些常用的生命质量评价量表进行简要介绍。

一、普适性量表

普适性量表（generic instrument）也称通用型量表，此类量表可以用于所有人群，但是主要用于一般人群的生命质量测定，主要反映人群生命质量中共同的特性。目前在世界范围内广泛应用的普适性量表有36条目简明健康量表（the MOS 36-item short form from health survey，SF-36）、世界卫生组织生命质量测定量表（the WHO quality of life assessment instrument，WHOQOL）等。

（一）36条目简明健康量表

36条目简明健康量表（SF-36）是由美国波士顿健康研究所在MOS（medical outcome study）的基础上开发的通用性简明健康调查问卷。由于该量表比较直观且可全面地反映人群的健康状况，因此在许多领域得到了广泛的应用。

SF-36 包括 36 个条目，共 8 个维度，分别是生理功能（physical functioning，PF）、生理职能（role-physical，RP）、身体疼痛（bodily pain，BP）、总体健康（general health，GH）、活力（vitality，VT）、社会功能（social functioning，SF）、情感职能（role emotional，RE）和精神健康（mental health，MH），这 8 个维度分别属于"生理健康"和"心理健康"两大类。此外，SF-36 还包括另一项关于健康变化的条目（reported health transition，HT），用于评价过去一年内健康状况的变化。量表中的每个维度包括 2 ～ 10 个条目，每个条目 2 ～ 6 个水平不等。

SF-36 包含 V1 版本和 V2 版本。与 V1 版本相比，V2 版本条目水平发生了变化，并调整了问卷布局和条目用词，使得问卷更加易懂和便于完成调查。我国 SF-36 V1 量表最初于 1998 年在美国翻译成中文，后于 2002 年由浙江大学医学院李鲁等进行汉化并进行信效度验证。近年来被国内外医疗科研机构广泛使用。

（二）世界卫生组织生命质量测定量表

世界卫生组织生命质量测定量表（WHOQOL）是在世界卫生组织的统一领导下，由 15 个（后来又增加了 9 个）处于不同文化背景、不同经济发展水平的国家和地区的研究中心共同研制，主要用于测量个体与健康有关的生命质量。目前，已经研制的量表有 WHOQOL-100 和 WHOQOL-BREF，这两个量表均是世界卫生组织（WHO）研制的跨文化普适性生命质量量表，被广泛应用于健康人群和患者的生命质量测评，均具有较好的信度和效度。

WHOQOL-100 包含 100 个条目，覆盖了与生命质量有关的 6 个领域和 24 个方面。每个方面由 4 个条目构成，分别从强度、频率、能力和评价 4 个角度进行测量。此外，该量表还包括 4 个关于总体健康和生命质量的问题。虽然 WHOQOL-100 能够详细评估和生命有关的各个方面，但是该量表条目过多，容易造成应答负担。基于此目的，世界卫生组织在 WHOQOL-100 的基础上发展了世界卫生组织生命质量测定量表简明量表，即 WHOQOL-BREF。

WHOQOL-BREF 量表共涉及 26 个问题，其中前 2 个问题是有关受试者对自身生命质量和健康状况主观感受的总评分，后 24 个问题分属生理、心理、社会关系和环境 4 个领域。简表保留了量表的全面性，具有较好的内部一致性、良好的区分效度和结构效度，各个领域的得分也与 WHOQOL-100 量表相应领域的得分具有较高的相关性。

中山大学主持编制了中文版 WHOQOL-100 和 WHOQOL-BREF。目前 WHOQOL-100 和 WHOQOL-BREF 在我国主要用于评价脑卒中患者、精神分裂症患者及癌症患者的生命质量。

二、疾病特异性量表

普适性量表主要反映受试者的总体生命质量，从宏观角度评价个体的各项健康水平，但其缺乏对生命质量评价的针对性和客观性。而疾病特异性量表则集中于生命质量的某一方面，如特定的疾病、特定的人群或某些症状，故具有敏感性高的优点。疾病特异性量表很多，本节以眼科领域常用的特异性量表为例进行简要介绍。

（一）美国国家眼科研究所视功能问卷

美国国家眼科研究所视功能问卷（NEI-VFQ）是目前在眼科领域的研究中被广泛使用和认可的一种量表。该量表以视力为导向调查，用于测量和评价调查对象的视功能情况以及与视功能相关的生命质量。该量表的发展经历了两个大的阶段：第一阶段设计了 NEI-VFQ-51，第二阶段为了能够建立一种简易的视觉量表而发展了 NEI-VFQ-25。

NEI-VFQ-51 为美国国家眼科研究所为测评各种眼科疾病引起的视力相关生命质量状况而设计的量表，涉及 13 个子量表，共有 51 项。受试者完成 NEI-VFQ-51 平均需要 15 分钟。该量表从各个维度评价视功能情况，每一项得分在 0 ~ 100 之间（0 代表最低状态，100 代表最佳状态）。

NEI-VFQ-25 为 NEI-VFQ-51 的简略版本，因其条目较少且信效度极佳而被广泛应用于临床各种眼病生命质量的测评。NEI-VFQ-25 包含 11 个与视觉相关的子量表，加上单项的通用健康等级评定问题，共 12 个子量表。每个子量表包括的条目数为 1 ~ 4 个不等，平均填表时间需 10 分钟。NEI-VFQ-25 量表对不同疾病期生命质量差异的辨别以及各种干预措施效果的判断具有较高的敏感性和区分度。目前该量表已经被翻译成中文版本，具有较高的信度和效度，可作为评价视功能受损者生命质量的测量工具。

（二）低视力生命质量量表

20 世纪 80 年代起，生命质量的评价体系被引入眼科界，相继研制出很多相关量表，用于评价和量化视功能对日常生活的影响。由于测定人群主要面向临床患者，因此往往忽视盲人与低视力人群的视功能对生命质量的影响。考虑到视功能相关的生命质量仅用于临床患者是不够的，为了更好地了解大部分视力低下人群的生命质量，提高人群的护眼意识，特引入了低视力生命质量量表（low vision quality of life questionnaire，LVQOL）。

低视力生命质量量表由英国 Aston 大学的学者于 2000 年开发。该量表包含 25 个与盲和低视力相关的等距等级条目，涵盖了与视力相关的 4 个维度，分别是：①远视力、移动和光感：包括看路标、看电视、在户外走动、有车辆时过街等条目；②调节能力：包括走亲访友、对目前生活的满意程度、对自己视力的了解程度等条目；③读和精细工作：包括读杂志和书本、读信件、使用剪刀或缝线等条目；④日常生活能力：包括看钟表、读自己的笔迹和做日常家务等条目。每项条目记分为 0 ~ 5 分，总分为 0 ~ 125 分，得分越高，意味着生命质量越好。根据得分指标的高低，将生命质量分为高、中、低 3 个水平。得分 ≥ 80 分为高，60 ~ 79 分为中，< 60 分为差。目前，LVQOL 中文版本已经研发，其信度和效度均得到验证。

三、症状量表

焦虑自评量表（self-rating anxiety scale，SAS）和抑郁自评量表（self-rating depression scale，SDS）是较早引入中国的情绪自评量表，症状自评量表（symptom checklist 90）在国内的使用也比较广泛。

Zung 氏焦虑自评量表和 Zung 氏抑郁自评量表分别于 1971 年和 1965 年编制，两个量表均为 20 个条目，采用 Likert-4 级计分法，主要评定项目所定义的症状出现的频率。20 个条目分数累加，即可得到粗分。粗分乘以 1.25 之后取整数得到其标准分。标准分 ≥ 50%（粗分 ≥ 40 分）为精神抑郁的标准，50% 以下为无抑郁，50% ~ 59%（粗分为 40 ~ 47 分）为轻度抑郁，60% ~ 69%（粗分为 48 ~ 55 分）为中度抑郁，70%（粗分 ≥ 56 分）为重度抑郁。

症状自评量表（symptom checklist 90）以 Hopkins 症状清单为基础，具有容量大、反映症状丰富等特点。症状自评量表主要用于衡量门诊及部分住院患者的自觉症状和严重程度，已广泛应用于精神科临床和研究。量表一共包含 90 个条目，采用 1 ~ 5 的 5 级评分方法，从 1 到 5 症状逐渐加重。要求应答者根据近一周的情况进行评定。目前该量表基于中国人群的常模值也已经建立。

四、多属性效用量表

健康效用值反映了人们对某一种健康状态的偏好程度，取值一般在 0（死亡）~ 1（完全健康）之间。效用值越低，表示疾病状态越差。多属性效用（multi-attribute utility，MAU）量表已成为健康效用值测量的主要工具，不仅可以测量多维度的健康相关生命质量，还可计算效用值，用以估算质量调整生命年（quality-adjusted life-years，QALYs）。目前国际上通用的效用量表有欧洲五维健康量表（Euro qol 5 demensions，EQ-5D）、六维健康调查短表（short form 6D，SF-6D）和健康效用指数（health utility index，HUI），其中 EQ-5D 量表的使用最为广泛，被英国 NICE 官方推荐为进行成本效用分析时健康效用值的通用测量量表。

（一）欧洲五维健康量表

欧洲五维健康量表（EQ-5D）由欧洲生命质量学会开发，该量表主要由问卷和效用值换算表组成。问卷调查结果可以描述人群的健康状况和 EQ-VAS 得分，使用效用值换算表可进一步获得 EQ-5D 指数得分，即效用值。

问卷可以分为 EQ-5D 健康描述系统和 EQ-VAS 两部分。EQ-5D 健康描述系统包括五个维度：行动能力（mobility）、自我照顾（self-care）、日常活动（usual activities）、疼痛 / 不舒服（pain/discomfort）及焦虑 / 抑郁（anxiety/depression）。每个维度包含三个水平：没有任何困难、有一些困难与极度困难或不能，即 EQ-5D-3L 量表。但 EQ-5D-3L 量表存在一定的局限，包括较高的天花板效应以及对较轻健康状态间的区分能力不足。基于此，欧洲生命质量协会开发了 EQ-5L-5L 量表（简称"5L 量表"），在维持原有五个维度的基础上，将三个水平扩充为五个水平：没有任何困难、轻微困难、中度困难、严重困难、极其严重困难或不能。研究表明，5L 量表在普通人群和患有不同疾病的患者中均具有较好的心理测量学属性。EQ-VAS 是一个长 20 cm 的垂直的视觉刻度尺，顶端为 100 分，代表"心目中最好的健康状况"，底端为 0 分，代表"心目中最差的健康状况"，受访者据此给自身当天总体的健康状况进行评分。

效用值换算表可以看作是一个计算公式，通过这个计算公式，可以根据受访者在问卷中五维度、三水平上做出的选择，计算出 EQ-5D 指数得分。该得分代表了受访者健康状况的好坏程度。EQ-5D 中文版已通过了信度和效度检验，与英文版的测量结果等效性也得到了初步证明。

（二）六维健康调查短表

由于 SF-36 的测量结果不是基于人群偏好的评分，因而无法直接用于药物经济学评价。鉴于 SF-36 是世界上应用最为广泛的生命质量测量工具之一，为了在药物经济学领域充分利用其测量结果，Brazier 等在 1998 年利用 SF-36 开发出了基于人群偏好的测量工具 SF-6D。

六维健康调查短表（SF-6D）涵盖六个与健康相关的维度，分别是：躯体功能、角色限制、社会功能、疼痛、精神健康及活力。每个维度有 2 ~ 6 个水平，以六位数字组合表示健康状态。

与 EQ-5D 相同，SF-6D 也由多属性健康状态分类系统和效用值积分体系构成。由于经济文化的差异，不同国家和地区的人对同一健康状态的偏好并不一致，故澳大利亚、巴西、葡萄牙、新加坡、日本和中国香港都建立起了自己的积分体系。由于尚无基于我国内地人群偏好的 SF-6D 效用值积分体系，故目前的相关研究多采用英国、日本或中国香港的效用值积分体系。

（三）健康效用指数

健康效用指数（health utilities index，HUI）是加拿大建立的多维健康状态分级系统，分为 HUI1、HUI2 和 HUI3 三个版本，每个版本都包含一个健康状况分级体系和一个效用值评分方程。HUI1 包含四个维度：身体功能、角色功能、社会心理功能和健康问题，目前 HUI1 已经不再使用。HUI2 包含七个维度：感知、行动、情感、认知、自我照顾、疼痛和生育，每一个维度分为 3 ~ 5 级。HUI3 包含八个维度：视力、听觉、语言、行动、机敏、情绪、认知和疼痛，共 16 个条目，每一个维度分为 5 ~ 6 级。由于 HUI3 有着更详细的描述系统和完整的结构独立性，因此大多数研究将 HUI3 作为主要测量工具。

（四）患者报告结局测量信息系统

患者报告结局测量信息系统（patient-reported outcomes measurement information system，PROMIS）为美国健康医学中心自 2004 年开始研发的测量工具系统，是一个收集患者自我报告的生理、心理和社会完好状态的精确可信的测量工具系统。PROMIS 采用 WHO 生理健康、心理健康和社会健康的框架。最新 PROMIS 理论框架分为四个等级：①第一等级分为三部分：生理健康、心理健康和社会健康；②第二等级为三部分的进一步划分：生理健康（症状、功能）、心理健康（影响、行为、认知）、社会健康（人际关系、功能）；③第三等级为亚部分划分为领域（domain）：如将症状继续划分为疼痛、疲乏、消化道症状和哮喘影响（儿童）；④第四等级进一步划分为亚领域（sub-domain），如将疼痛划分为疼痛表现、疼痛影响、疼痛强度和性质。PROMIS 核心领域常见症状的种类和体验适用于不同环境或不同疾病的患者，未来将成为健康评估、临床疗效评价及实验研究的结局指标测评的重要工具。

五、生命质量评价量表的选择与制定

（一）量表的选择

评估生命质量和测量患者报告结果的量表种类繁多，量表的选择是研究成功的关键之一。量表的选择取决于研究目标和目标人群的特点，以及候选量表的信度和效度的科学证据。

普适性量表侧重于生命质量和健康状况的综合测量，目的是用于一般人群或广泛的疾病状况。如果研究重点是将临床试验的结果与来自其他人群或患者组的数据进行比较，进行涵盖不同疾病领域的卫生经济评价，或者比较不同疾病的治疗成本与效益，则应使用普适性量表。对生命质量进行卫生经济评价时，除了应用普适性量表，还可以应用针对特殊疾病的特异性量表。此类量表包含针对特定疾病领域内的重要问题，从而可以更加精确地检测疾病状况和治疗措施对生命质量的影响。有时必须同时使用多种量表，或在已有量表中补充相关的项目，以更加全面地回答相关的研究问题。应该严格测试每个增加的项目，以确保其具有相应的效度和信度。

（二）量表的翻译

大多数生命质量评价量表是由英语系国家编制的。这些量表在一个新的国家、文化和语言中使用，需要进行本土化的翻译和调整，实现跨文化适应性，以便在不同文化环境中都可以保持该量表的信度和效度。

量表翻译过程包括几个步骤：第一步是前译，由两个具有不同背景的翻译者分别将文字从原语言翻译成目标语言，这可以对原文和译文进行比较，从而发现原文用词不明确或翻译过程中出现的差异。第二步是综合翻译，两名翻译人员和一名记录观察人员通过合作进行综合翻译。从最初的量表以及第一步前译的两个翻译版本入手，对这些翻译进行综合，并以书面报告形式仔细记录综合翻译的过程、解决的每个问题以及如何解决这些问题。第三步是反向翻译，在不查阅原版本的基础上，翻译人员根据综合翻译版本，将其翻译成原语言。这是一个有效性检查的过程，以确保翻译后的版本与原始版本的内容相同。反向翻译是一种效度检验，旨在发现翻译中的重大不一致或概念错误。第四步是专家委员会评审。该委员会的组成对于量表的跨文化适应性至关重要。委员会成员通常包括方法学家、卫生专业人员、语言专业人员以及参与翻译的人员。专家委员会的主要作用是保证量表涉及的概念和语义相同，并适应不同文化的经验和特性。

量表翻译完成后，需要进行测试和评估。通常应该对 30 ～ 40 人进行测试。了解每一名受试者对量表中每一项条目的理解，确保经过翻译和改编的量表在不同的应用场景中仍然能够保持其效度和信度。

（三）量表的开发

量表的开发过程需要严格遵循特定的顺序，并且详细记录下开发过程的细节和结果。在量表开发的最初阶段，定性研究发挥重要作用，然后使用定量的方法来验证其信度、效度和反应度。

在开始编制量表之前，需要清楚所要研究的问题是什么。一般的生命质量量表开发过程包括生命质量的定义、调查目的、调查人群以及调查评估的主要维度。所有考虑因素都会对生命质量的维度、问题的数量、问卷的长度以及问题的范围和内容的决定产生影响。

确定目标人群，需要清楚地了解所要调查的疾病范围和量表应适用的治疗范围。生命质量量表应确保适用于预期治疗的全部范围，同时需要考虑患者的不同特征。目标人群及其目标疾病状态详细说明的重要性仅次于生命质量的定义或将要调查的特征的定义。

编制生命质量相关问题。根据文献、现有的相关量表、医疗专业人员及相关患者提供的信息，编制生命质量相关问题。在这个过程中，类似或相关的项目都应包含在内，以扩大概念的范围或提高其精确度或可靠性。

新的生命质量量表在发布使用之前，必须在目标人群中进行预测试，目的是识别和解决其管理中的潜在问题（如问题的措辞或问题的顺序），并识别缺失或冗余的问题。预测试的样本量通常为 10 ～ 30 人，选取可以代表目标人群的人员作为样本。如果量表的目标人群包括不同类型的患者，要确保所有这些类型的患者都有足够的具有代表性的样本，因此可能需要相应地增加样本量。

编制量表的最后阶段是实地测试，目的是确定量表的可接受性、信度、效度、反应性和跨文化适用性等。实地测试应包括量表的各类适应人群。实地测试中，应审查量表中每个条目的回答范围和分布，特别是最大值和最小值的分布情况，并对缺失的回答进行深入分析。

第三节　生命质量评价的应用

随着生物 - 心理 - 社会医学模式的发展，生命质量备受关注，形成国际性研究热点。生命质量评价已广泛应用于临床医学、预防医学、药学和卫生事业管理等领域。国内外应用生命质量评价量表主要用于评价一般人群的健康状况，癌症、心脑血管病、老年病及其他慢性病患者的生命质量，临床治疗方案的评价与选择，预防性干预措施的效果评价，以及卫生资源配置与决策等。

一、人群健康状况的测量

健康相关生命质量评价在一定程度上就是健康评价，一些普适性量表如 SF-36、EQ-5D 和 WHOQOL 等就是为了了解一般人群的健康状况，或者作为一种综合的社会经济和医疗卫生指标，比较不同国家、不同地区、不同民族人群的生命质量和发展水平，并对其影响因素进行研究。自 20 世纪 80 年代以来，发达国家就已广泛应用生命质量评价方法来评价人群健康状况，如美国、英国、澳大利亚、德国等分别应用 SF-36 量表来对不同年龄、性别的人群健康状况进行测评。我国从 80 年代中期开始，应用生命质量评价方法对不同人群进行健康状况评价。

特殊人群的生命质量测定，用以了解其健康状况及其影响因素，并解决某些相关问题。肿瘤与慢性病患者的生命质量测评是医学领域生命质量研究的主流，应用不同的疾病专用量表可以反映肿瘤或慢性病患者的全身状况、心理感受和社会适应能力，也可以帮助医务人员选择适当的治疗措施。目前，欧洲癌症治疗研究组织已经制定出一个可反映癌症患者共性的核心量表 QLQ-C30，以及很多具体癌症的特异性量表，如肺癌 QLQ-LC13、乳腺癌 QLQ-BR24、食管癌 QLQ-OES24 和直肠结肠癌 QLQ-CR38 等。芝加哥的 Rush-Presbyterian-St.Luke 医学中心研制出了癌症治疗功能评价系统 FACT（functional assessment of cancer therapy），该系统由一个测量癌症患者生命质量共性部分的一般量表 FACT-G 和一些特定癌症的子量表构成。

二、临床治疗方案的评价与选择

传统的临床治疗方案效果评价指标主要是病死率、治愈率、不良反应率和其他病理生化指标，如血脂血糖下降、肿瘤体积缩小等，没有用定量的方法反映患者的全身症状、心理感觉和社会生活状态。通过测定和评价患者在不同疗法和措施中的生命质量，能够为选择治疗或康复措施提供新的参考指标。例如，对于肢体肉瘤的治疗方法通常有两种方案：截肢，或者保留疗法并辅以大剂量的放射治疗。传统的观点是尽量不要截肢。有研究对 26 名肢体肉瘤患者开展了生命质量评价，其中 9 名截肢，17 名采取保留疗法。尽管两组患者的生命质量在总体上没有统计学差异，但截肢组患者在情绪行为、自我照顾和活动、性行为等方面较保留疗法好。该研究据此得出结论：从生命质量观点看，保留疗法并不优于截肢疗法。从减少复发的愿望出发，应考虑截肢。

三、预防性干预措施的效果评价

预防性干预措施是面向社区一般人群的，随着预防医学和初级卫生保健的发展，对其措施的效果评价日益重视。对其效果进行综合性评价可借助生命质量这一高度概括的指标来进行。收集社区人群生命质量的基线资料，不仅能反映社区人群的健康状况，还能找出影响人群健康的主要问题，为规划、实施和评价社区卫生服务提供依据。对于社区卫生服务与社区卫生干预的效果评价，可以使用与基线资料测量相同的量表对社区人群的生命质量进行重复测量，比较评价干预前后人群生命质量的变化。

四、卫生资源配置与决策

随着科学技术的进步和医疗卫生事业的发展，新技术和新方法不断涌现，医疗卫生措施的种类和选择余地越来越大，但可投入的卫生资源往往有限。因此，卫生决策者必须确定重点投入领域，以期最大限度提高人群的生命质量。成本 - 效果分析是配置卫生资源的基本依据。传统的成本 - 效果分析指标往往比较单一、局限，如患病率、死亡率和生存年数等，不能综合反映卫生服务对人群健康的影响。生命质量评价为完善成本 - 效果分析提供了有效的途径。近年来，许多研究采用质量调整生命年作为效果指标，将成本 - 效果分析又推进了一步，称为成本 - 效用分析（cost-utility analysis，CUA）。

（一）健康结果的测量

传统寿命计算方法把健康人的生存时间和患者的生存时间等同看待，而质量调整生命年（quality-adjusted life years，QALYs）结合了生命的质量和数量，用患者满意的生活年数来衡量患者实际的生命年数。例如，患者由于疾病或残疾造成生活困苦，活过一年的时间可能仅相当于完全健康状态生活时间的一半，这就是个人在自己的价值观念上赋予生命质量权重。对患者生命质量的效用测量可获得某一健康状态下的效用值，即生命质量权重，可用以计算质量调整生命年。计算公式如下：

$$E = \sum W_k \times Y_k$$

其中，E 为质量调整生命年，W_k 为处于 k 状态的生命质量权重（效用值），Y_k 为处于 k

状态下的年数。

例如某养老院全体老人的平均寿命是71.6岁，其中：健康生活了65.2年，非卧床活动受限了4.5年（生命质量权重0.59），卧床功能丧失又活了1.9年（生命质量权重0.34）。根据上述公式计算出质量调整生命年为68.5年，即该养老院老人因功能丧失使人均健康寿命损失3.1年（表7-1）。

表7-1　质量调整生命年计算表

状态	Y_k（年）	W_k	$W_k \times Y_k$（年）
健康	65.2	1.00	65.2
非卧床功能丧失	4.5	0.59	2.7
卧床功能丧失	1.9	0.34	0.6
总计	71.6		68.5

（二）卫生经济学的成本-效用评价

成本-效用分析考虑的是单位成本所带来的效果。目前西方医学界用每拯救一个质量调整生命年所需的费用（成本）作为成本/效用指标（即COST/QALY）。相同成本产生最大的QALY或同一QALY对应的最小成本就是医疗卫生决策的原则，如尿毒症治疗的成本-效用分析可以看出肾移植的成本效用远比血液透析和腹膜透析要好（表7-2）。

表7-2　尿毒症治疗成本-效用分析

治疗技术	QALY/人	COST（美元）	COST/QALY（美元）
持续门诊腹膜透析（4年）	3.4	45 676	13 433
血液透析（8年）	6.1	55 354	9 075
肾移植（近10年）	7.4	10 452	1 413

（李顺平）

第八章 | 社区健康系统

第一节　社区与健康

一、社区的内涵和特点

（一）社区的定义

"社区"作为社会学的一个基础概念，最早起源于德国社会学家滕尼斯的《共同体与社会》一书，指具有共同价值取向的同质人口组成的关系密切、富有人情味的社会关系和社会团体，是与工业革命后西方世界的工业化、城市化以及现代化进程相伴随而出现的。1993年，社会学家费孝通把"社区"的概念引入中国，在其主编的《社会学概论》中将社区定义为"社区是若干社会群体（家庭、氏族）或社会组织（机关、团体）聚集在某一地域中，形成一个在生活上互相关联的大集体"。

社区一般由以下六个要素组成：①社区必须是有一定的社会关系为基础组织起来的、进行共同生活的人群；②社区必须有一定的地域；③社区要有逐步完备的生活服务设施；④社区有自己特有的文化；⑤社区有相应的管理机构和制度；⑥社区的居民对自己所属社区有一种情感和心理上的认同感、归属感。

（二）社区的分类

社区一般可分为"地域型社区"和"功能型社区"。地域型社区即生活社区，是以地理范围为基础，由不同的个体或家庭生活在彼此相邻近的空间，形成共享公共资源及相互依存关系的社会实体，如村落、城镇等。也有学者把行政管理范围作为一种划分社区的方式，称作"行政社区"，如街道、村、乡等。这种划分的结果和地域性社区有很大的交叉。功能型社区建立在个体的某种共同特征基础上，是由共同的兴趣、利益、职业或价值观等形成的相互联系的机构或组织，如企事业单位、非政府组织等。可以看出，这两种社区最大的区别是构成社区的"基本单元"不同，地域型社区由个体或家庭组成；功能型社区则是由实现特定功能的最小单位组成（如学校中的班级、工厂中的生产组等）。这两种社区也可以互相嵌套。例如，一个村落中有学校（地域型社区内嵌套了功能型社区），一个大企业有职工宿舍区域（功能型社区嵌套了生活社区）。

（三）社区的功能

每个社区都是有组织的社会单元（图8-1），许多社会功能通过社区来落实。社区有其管理机构，负责在社会共有规范（法律法规、政府指令）的框架下处理社区内的公共事务。具体而言，社区具有管理、服务、教化、整合四方面的功能。

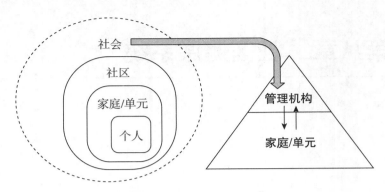

图 8-1　社区与社区成员的关系

1. 管理功能　社区的管理功能体现在两个方面：一方面是社区的管理机构协助政府，推进各项社会政策的落实；另一方面则体现在社区管理者对社区成员诉求做出响应，即"社区自治"。由此可以看出，社区帮助政府实现政令通达，又把相当部分的社会矛盾化解在社区层面，对于社会稳定和谐发挥了重要作用。

2. 服务功能　从根本上讲，人们聚拢形成"社区"是因为"社区"能够有助于实现美好生活和（或）个人发展目标。故此，生活社区形成后，衣食住行、健康、养老等公共服务设施会应社区成员的需求而出现；功能社区形成后，也会为社区成员达成目标而提供便利和支持。

3. 教化功能　社区通过组织居民开展各种文体活动，宣导良好的社会风貌。在社区居民之间密切的交往中，引导居民形成共生共荣、守望相助的社区发展理念。鼓励社区居民广泛参与社区事务和公益活动，逐步树立公民责任意识。因地制宜形成社区共识和行为规范，引导社区居民自我约束、自我完善，促进居民全面发展。

4. 整合功能　社区是一个平台，汇集了各式各类社会信息，也汇聚了社区居民各式各类的需求信息。如果社区的平台作用能够充分发挥，在社区层面能够完成多种多样信息、服务和商品的交换，甚至出现社区层面的资源整合（例如社区筹资），实现社区居民的共同目标。

二、社区与健康的关系

社区由个体和家庭组成，在一定的地理区域内共享相似的环境、资源与文化。社区对社区成员包括健康在内的各个方面产生群体性影响，这种影响主要体现在空间环境、物理设施及文化习惯三个纬度（图 8-2）。

（一）空间环境与健康

社区所在的外部环境显然会对民众健康产生影响。例如：处在碘元素分布异常的地区，不免会受到地方性甲状腺肿或地方性克汀病的威胁；处于雾霾严重的区域，呼吸系统疾病、心血管系统疾病的患病概率都会增加。而社区内部空间对社区成员健康的影响更为直接，社区内的活动空间、道路、绿化、治安等都是社区成员长期和直接接触的环境。例如，如果社区内有持续的噪声，社区成员为了工作或生活不得不长期身在其中，无处躲避，很容易造成听力损伤乃至心理疾病。反之，有些社区有意识地为社区成员提供舒缓压力的空间（如某些社区在空间紧张的情况下仍然划出区域设置咖啡吧、读书区、健身房等），可以有效地保障社区成员的身心健康。

值得注意的是，社区内环境可以对社区外环境危险因素进行过滤甚至"屏蔽"。例如，某

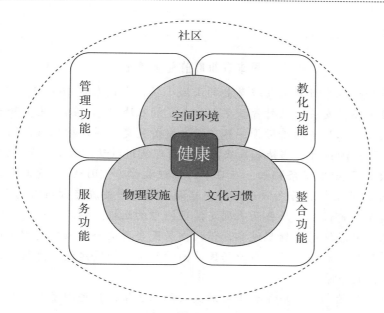

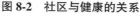

图 8-2　社区与健康的关系

社区处在交通流量巨大、高楼林立的闹市区，区域内汽车尾气和光污染都比较严重。如果社区内部注重绿化，植被覆盖率较高，则可以营造出局部的小气候，应对社区外部的不良因素。

（二）物理设施与健康

社区的物理设施主要指社区内体现其管理功能和服务功能的公共资源，如社区内开设老年活动中心、幼儿园、超市、健身场所、文娱活动场所等，也包括直接为社区成员提供医疗保健服务的社区卫生服务机构。一方面，社区的物理设施可在工作和生活上给予社区成员便利，降低了工作和生活带来的压力；另一方面，宣传橱窗、健身设备、辅助照护弱势人群的设施，有助于社区成员接受健康资讯、提高身体素质、获得照护服务。而最直接相关的社区卫生服务机构，更是社区居民初级保健服务的提供者。他们是健康促进与教育活动的组织者、健康信息的传递者、健康行为的指导者和监督者。从国内外经验来看，社区医疗机构及工作者在慢性病的预防与管理、健康相关行为改变、精神健康干预、诊疗方案依从性支持等领域都发挥了不可或缺的作用。

（三）文化习惯与健康

文化习惯对行为的影响不着痕迹，但却十分深远。它外显出来的群体意识和行为准则，会给行为与之相悖的人带来心理压力，行为一日不做调整，压力便持续存在。社区的文化习惯可能给社区成员健康带来威胁，例如，过去苗族某些村落的习俗认为产妇不宜外出，其衣物等不能带到公共场合；傣族某些村落的习俗认为妇女怀孕不干净，要处处避人耳目，这些习俗都阻碍了住院分娩的推广，导致孕产妇死亡率和婴儿死亡率居高不下。又如，有研究案例显示，由于社区居民对于 HIV/AIDS 的歧视和排斥，使得患者拒绝与社区工作者联系、拒绝接受援助服务。再如，有些公司有同事之间比拼酒量的风气，导致很多人过量饮酒，进而又导致不少员工出现高血压和肝功能损害。当然，也有一些文化习俗是有益于健康的，例如社区形成共同保护社区环境的风尚、有些公司推崇健身等，这些对防止疾病流行、提高身体素质有积极的意义。一个社区因地制宜地"筛选"文化，是"教化功能"的集中体现。恰当的文化筛选，移风易俗，摒弃不良的风气，营造积极的氛围，对于社区成员的健康至关重要。

日本古川町的社区建设

古川町是一个位于日本关西歧阜县的山城小镇，全镇人口 16 000。20 世纪 50～70 年代，日本经济高度发展，农村青壮年人口大量涌入城市，只剩下儿童和老弱病残的传统村落迅速崩塌。工厂排放着污染，养殖场散发着恶臭，村庄被垃圾包围，居民的生活品质也愈加下降。1968 年，当地居民决定发起清理河川运动，为了表示维持水质的决心，人们还一起放养了 3000 多条锦鲤。在日本，锦鲤被称为"国鱼"，意寓吉祥欢乐、和平友好。锦鲤的出现让当地居民们开始重视起濑户川（一条流经古川町的水道）的环境，每户居民从自家门前做起，晨昏两次固定清理河中的垃圾。到了冬天，大家还要一起把锦鲤打捞起来送到较深的水塘里过冬，借此，居民会再次合力彻底清理水塘，待春天再把锦鲤放回。这样，养锦鲤成了当地居民共同的事务。社区建设成为居民们落实在行动上的对美好家园的憧憬。

成功恢复美丽的濑户川成了古川町居民共同的骄傲，锦鲤图案也化身为古川町象征性的风景。20 世纪 70 年代，当地制定了《古川町市街地景观保存自治条例》。村民组成了各种各样的组织，为建设故乡出谋划策。古川町的全体居民例行改善了自己的生活环境，获得了日本的故乡营造大奖。

三、健康社区建设

（一）社区与健康关系的认知

人们对于社区与健康关系的认知并不是一蹴而就的，而是伴随着对于健康及社会决定因素的理解、医学干预模式的转变而逐步建立起来的。1984 年，加拿大"2000 年多伦多健康会议"提出健康城市、健康社区，首次揭示了地理区域及区域治理对健康的影响，会议还指出区域治理的重点不仅仅是健康教育，还包括健康促进。此后加拿大开展全国健康社区运动，成为社区参与健康建设的里程碑。

1986 年，《渥太华宪章》健康促进五项策略中包含了营造支持性环境和强化社区性行动。1991 年，《松兹瓦尔宣言》进一步强调创建支持性环境与健康休戚相关。此后，世界卫生组织各大区围绕支持性环境的营造分别开展了多项活动。1995 年，西太区发表政策性文件——《健康新地平线》，强调了社区职责，保障社区参与，开拓社区资源，协调社区合作。

（二）健康社区的含义和法则

早在 1947 年，世界卫生组织就开始试图改变人们的观念，让大家意识到洁净的水源和空气、符合要求的住所对于预防疾病和免疫一样重要。健康社区就源自符合健康的广义定义。健康社区是指具有健康环境、健康人文以及健康人群的社区。建设健康社区主要依靠影响社区的健康政策、健康教育和健康促进，目的在于动员全社会力量、全民参与，系统解决健康相关问题，维护和促进社区健康。

随着健康社区理念的不断普及，世界各地的社区通过不同的模式进行努力和尝试，尽管方式不同，但都遵循如下法则：

1. 共同意愿　共同意愿是居民对社区未来有共同的期望，需要聆听居民的心声，充分反映居民的普遍需求，这样产生的共同意愿就不仅仅是一句口号，而是具有号召力和生命力的行动目标。

2．**体现人人健康**　健康社区是群体健康，但其基础是以人为本，关注社区内每个人的健康，满足每个人身体上、精神上、情感上的需求。

3．**积极参与的主人翁意识**　在健康社区中，每个人都要积极为自己、为家人、为他人、为社区负责。

4．**卫生系统适应性支持**　为了实现社区健康目标，卫生系统从上到下需要进行适应性调整，提供全方位支持，包括健康评估、政策制定、社区服务提供、健康教育及资源分配等。

5．**充分利用现有资源**　健康社区发展的第一准则是从社区现有的资源、人力和能力以及制度基础出发，而不是从负面的、有问题的不足出发，因为只有首先考虑资源才能保障可行性。社区现有资源有些是明显可见的，有些是隐藏的，需要治理主体积极发现和调动。

6．**社区诊断和监测**　健康社区通过科学合理的社区诊断，识别健康需求和风险，在计划实施过程中通过实时监测进行效果评估和计划调整。

（三）健康社区运动

健康社区运动是一项旨在改善世界范围内社区健康的国际努力，最早伴随着健康场所、健康城市运动的发展而来。所谓健康社区运动，乃是提倡包括社会、经济、心理和环境在内的整体性的健康概念，并开展以社区为基础的行动和项目，制定切合社区实际的政策，以帮助社区实现健康目标。

加拿大在 20 世纪 80 年代首先发起健康社区的活动。随后，美国也开始了建设健康城市和健康社区的尝试。1986 年，世界卫生组织在世界范围内发起了建设健康城市和健康社区的运动，各个大区都根据自身情况开展了各有侧重的行动。1988 年，加拿大形成了覆盖全国的健康社区网络，涵盖 200 多个社区和多个疾病领域，包括糖尿病、高血压、精神健康、艾滋病防治咨询等。

从国内外经验来看，健康社区的评价一般包括以下五个方面：①健康管理与政策：具体体现在社区的重视与组织协调，例如领导小组负责、设立专项经费、充分发动其他部门及居民参与等；②健康的社会环境：具体表现为经济和社会保障、社区安全与精神文明、基础设施、环境保护和保洁，例如保险覆盖率、弱势群体救助率、安全及残疾人等公共设施达标率、黄赌毒管制力度等；③社区卫生服务：包括预防与保健、健康知识与技能，例如社区服务机构覆盖率、居民健康档案建档率、计划免疫接种率、文娱体育普及率等；④健康人群：指生活与生命质量，比如居民体质检测合格率、吸烟率、居民食盐摄入量等；⑤健康社区居民满意度。

在过去的十几年中，健康社区运动在世界各地尤其是美国和欧洲有了长足的发展，目前健康社区的实践已经扩展到世界各国大约 7000 个社区当中，使健康社区的观念与最佳实践逐渐传播开来，并获得了广泛的认同。

知识链接

美国南卡罗来纳州 PRO Hampton 县针对糖尿病的健康社区计划

1997 年，南卡罗来纳州是全美糖尿病发病率和死亡率最高的五个州之一，社区渴望改变的呼声很高。由 PRO Hampton 县居民参与的调查显示，糖尿病是他们最关心的健康问题。因此，PRO Hampton 县实施了"糖尿病联合会（diabetes connection）"项目，主要参与者有社区成员、本地健康专业人员和有经验的糖尿病患者。

糖尿病联合会由四个附属委员会构成，包括教育、服务 / 援助、检测和财政。具体措施：本地健康专业人员撰写了针对社区居民的糖尿病防治手册，确保辖区内阅读水平较低和文化背景不同的居民也可以读懂和接受。之后，手册内容被刊登在地区报纸上，通过广播播放，并张贴在杂货店和其他本地建筑上，使居民能够普遍获取这些知识。

另一个问题是辖区内缺乏具有认证资质的糖尿病教育者（CDEs），尤其是农村和服务欠缺的地区。因此糖尿病联合会资助当地居民学习并考取 CDEs 资质，之后他们作为社区健康顾问，组织患糖尿病的社区居民形成互助小组，互相监督、互相鼓励、分享自我管理经验。同时，普及糖尿病检测，在高危人群中施行年度检测，实现早诊断、早治疗。

项目开展两年后的评估结果显示，该项目取得了显著的成效。

第二节　社区卫生服务

一、社区卫生服务的内涵和意义

社区卫生服务（community health services）是以社区为范围，以家庭为单位，以健康为中心，以老年、妇女、儿童和慢性病患者为重点服务对象，关注生命全过程，集预防、医疗、保健、康复、健康教育为一体的综合性初级保健服务。社区卫生服务主体通常是全科医生和社区护士，服务特点是有效、经济、方便、综合和具有连续性。

社区卫生服务的概念最早出现在英国。最初的社区卫生服务是相对医院服务而言的，人们把非住院服务称为社区卫生服务。20 世纪 50 年代后期，医疗技术的进步使得精神病患者不必再以住院的方式进行治疗，在家接受医疗康复服务的方法既有利于精神病患者本人及家属，又可以节省国家医疗费用支出，于是社区卫生服务首先在这一领域中发展起来。后来，非住院的社区卫生服务逐步扩大到老年人、孕产妇、儿童和残疾人医疗卫生服务领域。经过 20 世纪 60—70 年代的发展，社区卫生服务成为英国国家卫生服务体系的基础和最重要的组成部分。

澳大利亚的社区卫生服务覆盖到全人口，所有居民免费享有相关的预防、保健、医疗、康复、健康教育和生育技术服务，尤其对老年人进行家庭照顾的社区规划，保证了老年服务的公平性、持续性和经济性。日本社会老龄化问题比较突出，故社区卫生服务的重点是对生活不能自理的老人和残疾人分发《保健手册》，实施住院、日托、护理和社区康复等服务项目。荷兰、德国、比利时、法国和卢森堡等国家为了减少医院床位，加强初级卫生保健，节约医疗经费，已经将医疗服务的重点转移到家庭。社区家庭保健服务的对象包括出院后的患者、控制较好的慢性病患者、高危患者、失能老人和 60 岁以上的老人，主要内容有医疗服务和由家庭护理机构、护理院、日间治疗所提供的护理服务。

所有这些国家的实践均已经证明，开展以研究居民健康状况、强调家庭医学和健康促进为主的社区卫生服务，不仅可大大提高卫生服务的公平性、可及性和服务效率，而且在控制医疗费用增长和提高居民健康水平方面也能起到卓有成效的作用。因此，社区卫生服务是比较理想的初级卫生保健服务模式。

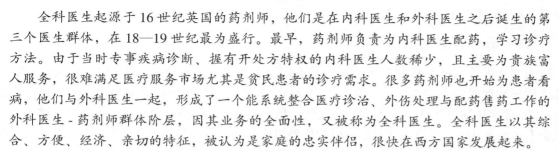

知识链接

全科医生

　　全科医生起源于16世纪英国的药剂师，他们是在内科医生和外科医生之后诞生的第三个医生群体，在18—19世纪最为盛行。最早，药剂师负责为内科医生配药，学习诊疗方法。由于当时专事疾病诊断、握有开处方特权的内科医生人数稀少，且主要为贵族富人服务，很难满足医疗服务市场尤其是贫民患者的诊疗需求。很多药剂师也开始为患者看病，他们与外科医生一起，形成了一个能系统整合医疗诊治、外伤处理与配药售药工作的外科医生 - 药剂师群体阶层，因其业务的全面性，又被称为全科医生。全科医生以其综合、方便、经济、亲切的特征，被认为是家庭的忠实伴侣，很快在西方国家发展起来。

　　20世纪20—40年代，专科医学迅速兴起，医生及科学家们开始追求专科领域的前沿技术和创新，忽略了全科医学。20世纪50—60年代，伴随人口老龄化，慢性病和退行性疾病患病率攀升，更多家庭需要医生照顾，社区呼唤全科医生的回归，这促使更多国家重新意识到全科医生及全科医学的重要性。当今，全科医生被认为是负责常见健康问题的诊治和全方位、全过程管理的新型医生群体。

二、社区诊断

（一）社区诊断与社区卫生服务的关系

　　面向全体社区居民的社区卫生服务，需要经过精细的"设计"和"规划"才能取得良好效果。"设计"与"规划"的前提是明了社区的健康状况、厘清社区的健康问题，即"社区诊断（community diagnosis）"。

　　社区诊断以社区人群及其生产和生活环境为对象，以社区人群健康促进为目的，通过一定的调查研究方法，收集必要的资料，通过科学、客观的方法确定该社区主要的公共卫生问题及其影响因素，同时，明确社区环境支持、卫生资源和服务的提供与利用情况，为社区卫生服务计划的制订提供科学依据。

　　有了社区诊断，社区卫生服务便进入持续改进的状态。即，专业的社区卫生工作者通过社区诊断，明确社区卫生工作要解决的问题、要开展的工作、要达到的目标；制订具体的工作计划和服务内容后，付诸实施；经过一个时期的实践，再次进行社区诊断，测评工作效果，分析遗留问题和新的挑战，而后制订新的工作计划，进入下一个工作周期。由此可见，社区诊断是科学部署社区卫生工作、有序开展社区卫生服务的基础。

（二）社区诊断的目标和内容

　　社区诊断旨在明确社区内居民的卫生服务需要和需求，基于社区资源和卫生服务能力，确定社区应优先解决的卫生问题，为将要实施的社区卫生服务项目提供依据。社区诊断的具体内容包括以下四个方面：

　　1. 探明社区健康问题的类型、范围及程度　调查社区人群社会人口学特征和健康状况，明确各类人群主要的健康问题及其严重程度。

　　2. 探明健康问题的原因　综合考虑社区的空间环境、物理设施、文化习惯等因素对人群健康的影响，分析各类人群主要健康问题的原因，推演社区层面可能采取的干预措施。

　　3. 明确可利用的资源　资源的对象既包括直接提供社区卫生服务机构中的人力和设备，评估其服务能力，也包括社区内其他与居民健康相关的人力（如可能参与健康相关活动的居委会成员、志愿者等）和设施（如社区福利机构、健康教育设施、体育锻炼场所等）。

4．确定优先解决的健康问题 既考虑健康问题的迫切性、严重性、影响面，又考虑社区资源拥有量和动员能力，综合供需两侧状况进行全面分析，确定未来一段时间内在社区层面需要着力解决的健康问题。

（三）社区诊断的基本步骤

围绕社区诊断的目标和内容，第一步工作是采集资料，包括：① 社区居民的健康档案、诊疗服务和保健服务记录、卫生服务入户调查资料等，用以反映社区居民卫生服务需要和需求；②统计部门掌握的社区居民流进/流出信息、人口普查、经济普查留存信息等反映本社区社会人口经济状况的信息；③社区内医疗保健机构的人力、设备、提供服务类型和数量等反映保健服务供给能力的信息；④通过对居民代表的访谈，了解居民对社区卫生保健服务的感受、意见和建议；⑤通过对社区卫生工作人员的访谈，了解其在提供医疗保健服务过程中的问题和挑战；⑥通过对社区管理者的访谈，了解卫生工作在社区整体发展规划中的定位。

第二步，对社区健康问题和社区卫生保健服务供给能力的分析。①健康问题的分析依据来自社区居民健康档案和（或）入户调查数据中居民患病信息，分析社区居民罹患各种疾病的频率、严重程度和分布，确定主要的健康问题，把健康信息与社区居民的社会人口学信息以及社区的环境、文化等信息进行关联分析，推断现阶段威胁居民健康最重要的因素；②利用诊疗服务和保健服务记录、入户调查数据中卫生服务利用信息，分析社区居民利用各级各类卫生保健服务的状况；通过社区居民访谈资料，分析卫生服务的反应性；③通过卫生保健机构、人力、设备、工作量等资料，分析社区内能够提供哪些服务，以及相应的产能、效率和质量。

第三步，决定优先解决的问题。健康问题的优先顺序，可以从以下几个方面考虑：① 普遍性，社区内很多居民都面临该健康问题的威胁；②紧迫性，该问题已经引起社区居民的高度关注，迫切希望解决；③严重性，该问题对社区居民的健康状况影响很大，所造成的后果较为严重；④可干预性，在社区资源和服务能力的现况下，该问题可通过实施某种干预措施加以缓解和解决；⑤有效性，如果有多个问题难以同时应对，拟定出应对各个问题的措施，估算应对各个问题的成本效益。综合上述指标的评估结果，由专业人员作出判断；必要时组织专家研讨，汇集更多专家意见后加以判断。

三、中国社区卫生服务发展历程与展望

（一）发展历程

计划经济时代，中国在城市地区以地段、农村地区以村为初级卫生保健的微小单元，建立保健站。其主要工作是提供免疫接种、简单健康问题的处置、健康宣教、片区重要卫生问题的信息采集和报告。如果遇到复杂的病例，可以转诊至上一级保健站。这是当时社区卫生服务的形式，也是著名的"三级保健网"之"网底"。

进入20世纪80年代后，原来"三级保健网"分级诊疗的体系被破坏，不同层级机构之间的关系从"协作"转向"竞争"。承担社区卫生服务的保健站、卫生室在和二三级医院的竞争中严重萎缩，中国卫生服务系统的"碎片化"越演越烈，医疗费用飞速膨胀，社区卫生服务进入了漫长的低迷期。

20世纪90年代后半期，决策者对卫生服务体系的发展进行了深刻的反思，社区卫生服务体系的建设被重新提上议事日程。1997年，中共中央、国务院《关于卫生改革与发展的决定》明确提出："改革城市卫生服务体系，积极开展社区卫生服务，逐步形成功能合理、方便群众的卫生服务网络。"1999年，卫生部等十部委联合下发《关于发展城市社区卫生服务的若干意

见》，进一步明确了社区卫生服务的总体目标、功能定位、服务内容、基本原则、社区卫生服务体系、规范化管理和配套政策等。2009年，中共中央、国务院提出了《关于深化医药卫生体制改革的意见》，提出完善以社区卫生服务为基础的新型城市医疗卫生服务体系。

经过多年发展，中国目前的社区卫生服务网络已经实现了街道、村落的全覆盖。截至2018年末，中国社区卫生服务中心（站）3.5万个，卫生院3.6万个，村卫生室62万个，门诊部25万个，在社区卫生服务机构供职的卫生人员达到268万人。

（二）面临的问题和挑战

1. 社区卫生服务系统绩效不佳 近20年来，中国对社区卫生服务体系的投入十分巨大，对社区卫生服务体系寄予厚望，希望这个综合的初级保健服务系统能够优质高效地响应中国民众的基本公共卫生服务和基本医疗服务的需求，承担起卫生服务系统的"守门人"和"家庭保健者"的角色。

然而，社区卫生服务系统的绩效一直不尽如人意。表8-1展示了东部某发达地区2015—2017年社区卫生服务的几个重要指标。可以看出：第一，社区卫生服务机构门诊服务量的占比不高（低于50%），远未能达到"守门人"要求（当地的期望是社区卫生服务诊疗人次占比超过65%）；第二，妇幼保健（需方主动）服务率较高，而慢性病规范管理率和老年人健康服务率（此两者均为需方相对被动的服务）较低，显示出社区卫生服务提供者主动性较低，未能胜任"家庭保健者"的角色。这是中国城市社区卫生服务绩效的缩影。农村的社区卫生服务由于地域的限制，门诊服务量占比相对较高；但是，慢病管理、老年人保健、妇幼保健等的提供情况则普遍不如城市社区。

表8-1　东部某发达地区2015—2017年社区卫生服务的绩效指标值

指标	2015年	2016年	2017年
社区卫生机构诊疗人次占总诊疗人次比例（%）	44.1	43.1	46.6
高血压患者规范服务率（%）	70.1	66.3	65.3
糖尿病患者规范服务率（%）	71.8	70.9	67.7
孕产妇系统服务率（%）	97.3	97.5	97.7
儿童保健系统服务率（%）	95.5	96.6	97.3
老年人健康服务率（%）	66.8	66.9	69.0

2. 绩效不佳的核心原因 初级卫生服务提供者是社区卫生服务的主体，其"能力不足"和"激励不足"是社区卫生服务系统绩效不佳的重要原因。

长期以来，在中国"碎片化"的卫生服务系统中，各级医疗卫生服务机构的定位不清，初级卫生保健服务提供者"被迫"与二三级医院竞争患者。初级卫生保健服务提供者处于竞争中的弱势，大部分患者流向了二三级医院，导致初级卫生保健服务提供者的病源一直不足。诊疗服务是经验科学，病源缺乏使得初级卫生保健服务提供者的能力下降。能力下降后，患者就更多地流向二三级医院，于是，初级卫生保健服务提供者的能力又进一步下降，形成了恶性循环。

在很长一段时间内，社区卫生服务机构执行"收支两条线"和"绩效工资总额"制度。这些制度的初衷，一是希望去除"以药补医"的收益直接与医生收入挂钩带来的错误激励，二是为社区卫生服务提供者提供基本收入的保障。然而，在此制度下，社区卫生服务提供者的收入几乎是固定的，他们没有动力多提供服务，其工作积极性受到较大的挫折。

决策者建设社区卫生服务体系的期望是基层医务人员承担"守门人"的责任。然而，目前的状况是，缺少激励他们多提供优质服务的机制，同时其能力也不可能胜任守门人的任务。这让中国社区卫生服务体系的发展陷入了两难境地。

（三）突破口与发展路径

中国社区卫生服务体系的发展迫切需要针对性地解决两大问题：一是初级卫生保健服务提供者的"动力"问题，提升他们的工作积极性；二是社区卫生服务的"病源"问题，既缓解卫生服务的"倒三角"，又让基层医务人员有机会提升能力。

整个策略的突破口需要从社区卫生服务机构的工资制度和区域卫生体系的组织结构双管齐下。首先，积极尝试突破基层卫生机构的"收支两条线""工资总额上限"的制度约束，鼓励基层医务人员多提供有益于居民健康的服务。通过收入的提升，吸引更多有整体健康思维的优秀医务人员充实到社区卫生服务系统，进一步改善基层卫生系统的活力和服务质量，形成良性的循环。配套地，让区域内二三级医院和社区卫生服务机构形成协同医疗组织，并实行按区域人口的健康水平包干付费制度，促使二三级医院建立起主动控制成本的意识。这样一来，对于那些到二三级医院就医的轻症患者，医院便有动力将他们转介到更有成本效果的社区卫生服务机构。

社区卫生服务的提供者在摆脱工资上限的束缚后愿意承接更多的服务。二三级医院转介来更多的患者，社区卫生服务提供者的能力也将得以提升。随着能力的提升，社区卫生服务提供者能够胜任的服务就越多，积累的声誉也越好，民众的信任度也就随之提升。这时，原先选择到二三级医院看病的轻症患者便会主动选择回到就医更方便、成本更低的社区卫生服务机构中来。于是，良性循环便产生了（图 8-3）。

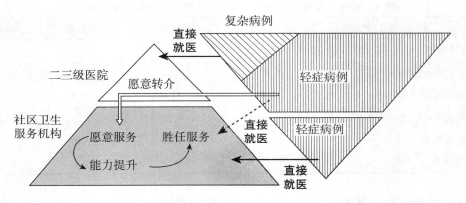

图 8-3 中国社区卫生服务进一步发展的突破口

第三节 社区治理与健康

一、社区治理概述

（一）社区治理的概念

"治理"可以理解为社会为促进实现共同目标而行使权力、动员资源、采取集体行动的方式和手段。与行政管理相比，治理强调主体的多元化，社会一切积极力量都可能成为治理的主体，多方治理主体参与公共事务的处置、协商对话、达成共识，从而达成符合社会整体利益的治理结果。

社区治理是社区范围内的政府和非政府组织机构，依据正式的法律、法规以及非正式社区规范、公约、约定等，通过协商谈判、协调互动、协同行动等，对涉及社区共同利益的公共事务进行有效管理，从而增强社区凝聚力，增进社区成员社会福利，推进社区发展进步的过程。

世界卫生组织（WHO）认为有效的"治理"应该具有以下六个维度：

- 愿景和定位：在治理主体心目中，各项公共事务在地区整体发展中所处的位置以及理想的状态。
- 系统设计：对于复杂公共事务的处理是否能做系统而综合的长远设计。
- 规制：约束社区成员行为的法律、法规、规范、公约、习俗等。
- 问责：治理主体在未达成目标时，是否会被以一定方式追究其责任。
- 智力资源的动员：为了实现既定目标，充分动员各个治理主体及社区居民主动提供有用的资讯和经验，形成切实可行的行动方略。
- 部门协作：不同治理主体之间为实现共同目标而彼此沟通、协调、互动。

（二）社区治理的功能

1. 广泛动员整个社区的积极力量 良好的治理应该鼓励利益相关者广泛参与社区的公共事务，主张把社区事务的主导权更多地让渡给社会组织、私人部门和公民志愿团体。在推动工作的方法上也不局限于行政指令，而主张因地制宜地采用市场、法律、文化、习俗等多种技术和手段。如此一来，随着众多治理主体的参与，政府、社会、私人的力量得以广泛集结。

2. 用"集体共识"引导社区建设 使利益相关者形成共识是社区治理的重要目标。社区治理鼓励参与者主动表达、协调对话，在不断加强彼此理解的基础上选择解决问题的方案。因此，推进社区建设的方式方法多数是利益相关者有了共识以后形成的，这为社区建设过程的平稳顺畅提供了良好的保障。

3. 推动和谐、主动、共建、共享的社区氛围 社区治理通过不断动员居民参与公共事务，加强了社区居民的议事协商，强化了对社区权力的监督，促进了社区公共事务共治、公共问题共议、公共成果共享的机制和氛围。这样的氛围对于整个社区良性发展、长治久安至关重要。

> **知识链接**

社会动员

社会动员（social mobilization）是指通过一系列综合、持久、普及、高效的动员策略和方法，促使社会全体成员广泛参与，形成互补与合力，以有效推进某项变革或既定目标。在医疗卫生领域，社会动员就是以广大社区居民健康需求为基础，形成社会的健康目标，通过健康教育，唤醒个体、家庭、社区和社会共同认识健康目标，将社会目标转化为全体成员共同参与的社会行动，进而实现健康目标。其主要优势体现在：激发决策者全面支持和重视健康促进的政治意愿、激发多部门积极履职并进行有效协作、激发群众积极性以促进个体行为改变。

中国是在医疗卫生领域早期开展社会动员的国家之一。1952年，中国开展了全国性的爱国卫生运动，全面提升了社区卫生条件，降低了患病风险。例如"除四害"运动，有效预防了人畜共患病的出现。近年来，中国开展了艾滋病防治健康教育项目，这也是社会动员的典型实例，实现了政府各部门、各界和民众的广泛参与。2012年，国务院下发了《中国遏制与预防艾滋病"十二五"行动计划》，要求各级政府总负责，将动员社会力量融入整体防治方案。为政府部门提供艾滋病权威资料并组织学习、积极出席或支持健康教育活动，创造政策支持环境。主动为大众媒介、其他相关部门提供信息和技术指导，创造有教育和倡导意义的舆论氛围。引导工商企业界参与，在提供资源的同时，树立企业良好形象。以社区为基础，开发区域资源，组织群众参与健康教育，学习艾滋病相关知识，引导科学防治，杜绝歧视。

二、改善社区健康治理

(一) 领导者的愿景

一个社区的健康问题能否得到有效应对，不是一个单纯的技术问题。在技术层面，可以通过社区诊断了解社区健康状况、识别社区健康问题。然而，管理者是否接收到社区诊断的资讯、能否理解这些信息的含义，以及对待这些资讯的态度等，直接关系到社区能否对健康问题做出合理的安排。

日本港北新城社区的老年照护计划是一个典型的例子。当社区中老年人口比例越来越高时，社区领导者意识到了民众的需求。尤其得到领导者关注的是，东方文化中老年人的家庭情怀，希望能与儿女后辈合家团圆，在社区内家庭养老，而不是在集中式的大型养老院和养老社区。于是，领导者与地产开发商及规划师合作，将老年住宅嵌入社区。例如老少住宅套型，指同一层中相邻或相近的两套住宅，一户为子女居住，另一户为老年人居住，进行老龄化设计，比如增加扶手、轮椅通行固定装置、陪护人员陪住安置等。在整体规划设计方面，老年住宅尽量靠近交通便利的出入口和周边，以方便救护车进入和医务人员救护。

从这个案例可以看出，如果让对健康问题有科学认识的专业人士对社区建设表达其主张，甚至参与治理活动，那么，健康问题便比较容易进入社区领导者的视野（图8-4）。如果处理好这些健康问题能够成为领导者的愿景，那么，健康相关的主体便能够在社区发展规划中占据重要的位置。这样一来，更多健康相关的举措便能够得以开发和执行。执行过程中，如果能进一步得到治理主体的推动，社区健康事业发展便有了坚实的基础。

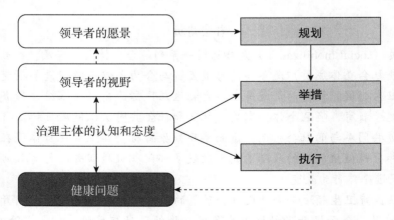

图8-4 社区领导者的愿景对社区健康的影响

（二）社区动员

单纯依靠供给侧的努力，很难使个人达到健康的理想状态，更难以提高整个社区人群的健康水平。人群健康需要靠居民的自觉行动，既要注重个人卫生，又要注重公共环境的保护，还要主动防范危及健康的行为。只有从治理角度入手，在社区内开展充分的社区动员，才可能让大多数居民都能积极参与健康行动。

有效的社区动员能够在社区居民中形成对健康问题的共识。当大多数居民有了共识后，对少数不配合的人则产生了"群体压力"。这种来自周边"近距离"的监督和约束，相比自上而下的检查督导，对于改善人的行为往往作用更显著。共识一旦形成，社区成员就会积极响应这些健康举措，产生良好的效果。

当居民认可健康问题的处理方略后，往往会主动地想出实现健康目标的创新举措。此时，如果治理主体能予以积极的回应，使这些创新的行动者得到激励和鼓舞，社区动员便进入了"智力动员"的层面，更多好的举措将蓬勃迸发，社区健康事业也将实现良性的发展。

> **知识链接**
>
> #### 爱国卫生运动中的群体压力性约束
>
> 利用群体压力规制个体行为，是爱国卫生运动中很有特色的规制方式。例如，沈阳市 1952 年 4 月间大规模突击检查餐饮行业的卫生状况时，有的业主在常规宣教后仍不重视，检查者就在街上用喇叭向其喊话："老陈，你的家里很脏，大家就不上你那里去买东西啦！"
>
> 工矿企业、地段、村落等爱国卫生运动的片区，会经常集会讨论卫生问题。在这些公众参与的会议上，如果某个人忘记了给孩子打疫苗或者不注意个人卫生，很可能受到公开的批评。
>
> 相比自上而下的检查，这是对个体"近距离"的监督，就约束甚至改变个体行为来讲，其效果无疑是显著的。当然，当这些卫生措施使民众自己体会到清洁卫生和预防保健的好处以后，会在某些方面获得更加理想的效果：民众之间对健康行为达成共识后会自发制定和执行"行为公约"。

（三）部门协作

健康的决定因素十分复杂。如前所述，社区的空间环境、物理设施、文化习惯都会对社区成员的健康产生深刻的影响。一个社区的环境、设施、文化活动分属不同的管理部门。这些部门能否围绕社区成员的健康需要而通力合作，往往决定了社区健康工作的成败。例如，一个高龄老人比较集中的社区，很多家庭都有老人日托的需求。这不是社区卫生服务机构单方面努力就能解决的。如果社区的行政部门能够帮助协调公共用房作为服务场所，社区卫生服务机构能够安排人力，相关的私人部门或社区团队又能联系到专业人士提供规范的业务指导，此项工作便能比较顺利地开展起来。否则，一旦部门之间借故推诿，设计再好的举措也很可能无法有效实施。

良好的治理是一个上下互动的过程。社区中各个治理主体本身也是社区成员。在共同参与多项社区公共事务的过程中，不同部门之间、部门与居民之间经常出现互为主客体的情形。这种情形的出现有助于社区成员之间建立起良好的协作关系，进而有效降低部门协作的成本。

（四）问责与激励

包括健康事务在内，诸多社区工作的内容都是社区内的公共问题，对公共问题处理结果的好坏，治理主体往往不是直接的承受者。例如，负责为失能老人日托服务协调用房的管理者，如果家里面没有失能老人，那么，即便协调不到日托用房，管理者本身并没有直接损失。这便天然存在着对治理主体的约束不足。应对这种约束不足的问题，其中一种解决方式是安排有强烈需要的人作为治理的主体，以其自身损益作为约束和激励手段；另外一种弥补约束不足的方式则是建立"问责"机制，即治理主体的工作过程对社区居民（或其代表）保持透明，工作结果如果与目标不符，需要接受社区居民的质询并承担责任。问责机制的存在，会减少治理主体滥用公共资源、懒政怠工的倾向。

另一个需要注意的问题是，要让社区健康工作良性发展，还需要激励更多能力强、素质高的社区成员主动参与并承担责任。如前所述，公共事务的损益与任务承担者的损益非正比，如何让社区成员积极参与是难题。尤其是，越有能力的成员，机会成本往往越高，调动其积极性的难度往往也越大。建立有效的激励机制、发挥社区领导者的感召力，让更多有识之士贡献力量，那么社区健康工作自然能够有声有色地开展起来。

知识链接

新冠肺炎流行期的社区治理

2020年，中国度过了一个不一样的春节，新冠肺炎疫情暴发，对中国疾病预防控制和国家整体应对能力是一次大考。

在上海浦东新区的金桥社区中，外籍人士超过3400人，来自60余个国家。每天，该社区卫生服务中心都会与相关部门对接，收集由物业汇总的第二天可能抵沪的境外人员名单，做好医务人员的准确排班。接到来自重点国家人员到达的信息后，该中心马上会同警方、社区工作人员、外语志愿者协同上门处置。该中心还充分关切外籍居民的合理需求，尊重其宗教和风俗习惯，为实施居家隔离者提供必要的服务和协助。

3月16日，一位法国籍的社区居民接回从法国返沪的妻儿。中午，商务车抵达小区门口，三名来自社区的应急小分队成员便开始有条不紊引导他们填写表格、问询流调，同时送上装有口罩、消毒液、告知书等在内的"爱心包"，金桥社区卫生服务中心同时与应急小分队对接，为后续居家隔离做准备。面对严密的社区防控，这位外籍人士十分配合，表示："我支持这样的做法，这让我们所有人都感到安心。"

金桥辖区共有各类企业6000多家，其中安全监管的重点企业约570家。为了帮助企业做好复工复产，金桥社区卫生服务中心配合金桥镇相关部门共同应对企业复工的各项准备措施。该中心负责人先后到企业进行实地走访，指导企业做好测温、人员健康信息登记、消毒以及设置临时隔离留置点。

三、通过有效治理提升健康社区

（一）中国社区治理的发展方向

社区治理是国家社会治理体系的基础，是国家治理推行和实施的重要环节，直接关系到人民福祉。"加强社区治理体系建设，推动社会治理重心向基层下移"已经成为中国的国家战略，提升城乡社区治理法治化、科学化、精细化水平和组织化程度，成为中国国家治理体系建设最为重要的内容。

中国的社区管理体系发展至今，已经有了较好的基础。尤其是近年来国家着力推进社区治理的发展，有力加强了社区党组织和社区居民自治组织的建设。在国家治理体系和治理能力现代化的目标指引下，可以预期，未来中国的社区治理将沿着"多元共治"的路径发展。

如图 8-5 所示，在"多元共治"的框架下，党组织起到了"横向联合"的关键作用。党组织扎根于社区居民、驻社区单位、基层政府和社区组织。通过党组织的活动，带动社区治理各个主体和客体在重大事件上保持认知一致，促进治理主体之间、主体和客体之间的互信互助，有力地加强了公共服务过程中的部门合作。

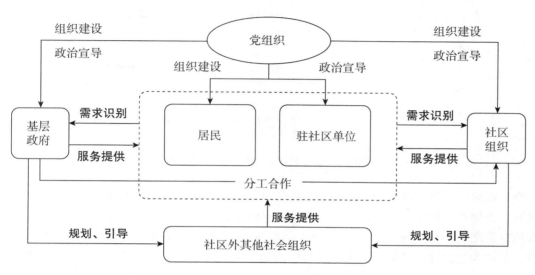

图 8-5　"多元共治"的社区治理体系

基层政府通过行政权力直接处理的公共事务有清晰的界限。各种社区组织参与社区治理并与基层政府通力合作。在认真识别社区成员需求的基础上，基层政府在权限之内提供服务；权限之外的公共事务则由各社区组织负责。为了激励有能力的组织提供服务，基层政府可采取购买服务等多种灵活的方式。驻社区单位也将被鼓励参与到社区治理当中。

此外，社区治理主体还应扩展到社区外的大社会。基层政府和各社区组织一方面要防范外部不良因素进入社区；另一方面，根据社区公共事务的特性和社区居民的特定诉求，识别外部的各种部门和组织，引导更多专业化程度高、服务质量好的单位为社区居民提供服务。

（二）共建共享健康社区

随着工业化、城镇化、人口老龄化进程加快，中国居民生产生活方式和疾病谱不断发生变化，慢性病成为中国居民主体的疾病负担。经过长期的研究，慢性病的影响因素已经比较清楚，即吸烟、过量饮酒、缺乏锻炼、不合理膳食等不健康生活方式。《健康中国"2030"规划纲要》针对这些影响因素，把普及健康生活、建设健康环境作为战略任务。

值得注意的是，近 15 年以来，中国已经针对各种已知的慢性病危险因素做出了多种多样的防控努力，然而，收效却不尽如人意。究其原因，"健康社会决定因素"的分析框架给出了一个解释：处在何种环境、接受何种生活方式，与个体所处的社会阶层密切相关，如果抛开个体的社会处境去推动疾病防控，收效便往往欠佳。这意味着，开展健康工作的"单元"停留在一个城市的层面是不够的，需要细化到"社区层面"，因为"社区"是划分社会阶层直接且容易把握的抓手。

健康社区是健康城市、健康中国的基础单元，健康中国战略离不开健康社区建设，健康社区建设的路径与健康中国"共建共享"的战略一致。而要实现健康社区共建共享之路，必须通过"多元共治"社区治理来铺陈，具体如图8-6所示。

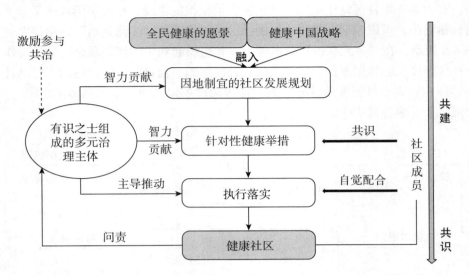

图8-6　健康社区共建共享的实现路径

　　全民健康的愿景和健康中国战略通过外部政策引导和内部有识之士的发声进入社区领导者的视野，促使社区领导者把健康社区融入社区整体发展规划当中。通过有效的激励措施，鼓励更多的有识之士参与社区健康问题的治理工作，甚至成为治理主体，用好"社区诊断"等技术手段，共同为健康社区的策略制定、针对性措施的选择贡献智慧，并尽心尽力推动这些措施的落实。

　　另一方面，经过治理主体的宣导，健康社区的规划和举措得到社区成员的普遍认可，形成社区之共识。于是，在这些举措实施过程中，社区成员自觉配合。社区内形成良好的监测反馈机制，对健康社区相关举措执行过程中出现的问题和挑战，能够及时知晓，通过多方努力，共同克服。在问责机制的约束下，治理主体为健康社区目标的实现而尽职尽责。

　　于是，在"多方共治"的模式下，社区成员摆脱不良行为和生活习惯的积极性被调动起来，使针对性的健康举措得以推广。只有当这些举措贴近民众生活和工作实际情景时，才能收到实效。健康社区建设是一个全社区共同投入的过程。社区成员也会对共建的成果倍加珍惜，使健康社区得以持续发展。

（简伟研）

第九章 | 特殊群体的社会卫生问题

第一节 儿童及青少年的社会卫生问题

儿童及青少年是处于生长发育时期的特殊人群。儿童一般指 14 岁以下的人群，按年龄可将儿童的发展划分为幼儿阶段（0～2 周岁）、学前教育阶段（3～5 周岁）、小学阶段（6～11 周岁）和初中阶段（12～14 周岁）共四个阶段。青少年指 14～18 岁的人群。儿童及青少年这一人群的健康需求大，易受外界因素影响。此阶段的经历与日后成长密切相关，对成年以后的健康状况有长期的影响。若儿童及青少年时期缺乏卫生保健服务，将严重影响成年后的教育水平、职业发展、工资收入等，因此其社会卫生问题尤为值得关注。

一、儿童及青少年的社会卫生问题

（一）儿童面临的主要社会卫生问题

近年来，我国儿童健康状况得到明显改善，5 岁以下儿童死亡率持续下降，2017 年 5 岁以下儿童死亡率为 9.1‰，比 2000 年和 2010 年分别下降了 77.1% 和 44.5%。儿童生长发育状况有所改善，2017 年我国 5 岁以下儿童中重度营养不良比重为 1.44%，营养不良多集中在经济发展落后及偏远农村地区。

儿童肺炎、腹泻、贫血在部分地区仍然是威胁儿童健康的主要问题。烧伤、溺水等意外伤害事故频发，成为中国 1～14 岁儿童的重要死因。出生缺陷发生率居高不下，《中国出生缺陷防治报告（2012）》数据显示，我国是出生缺陷高发国家，出生缺陷总发生率约为 5.6%，与发达国家接近，然而由于人口基数大，每年新增出生缺陷病例高达 90 万例。由于不擅长表达，儿童的心理问题不易被察觉，尤其应关注流动儿童和留守儿童的心理问题，因其会比城市儿童体验到更多的消极情绪和更少的积极情绪，自卑、焦虑、孤独和抑郁的消极情绪将严重影响儿童心理健康状况，导致儿童孤独症、自闭症等心理疾病。

（二）青少年面临的主要社会卫生问题

青春期生长发育迅速，生理器官及骨骼处于快速生长至成熟的阶段，由白血病等恶性肿瘤、交通事故、溺水、自杀导致的死亡居于前列。此外常见的疾病还有近视、沙眼等眼科疾病，以及脊柱弯曲、营养不良或营养过剩、哮喘等呼吸系统疾病。

青少年正值青春期，心智逐渐成熟，有了独立思考和个人的主见，具有抽象和逻辑思维能力。但是青少年对事物特别敏感，情绪控制不稳，遇事易冲动，稍有不如意时往往会产生负面的情绪，以消极方式面对，出现叛逆、滥用药物、沉迷网络，甚至抑郁、自杀。作为心理卫生问题的高危时期，青春期心理健康不容忽视。

二、影响儿童及青少年健康的社会因素

（一）自然环境

儿童特别容易因空气污染、危险化学品、气候变化以及水、环境卫生而受到影响，这些不良自然环境会对儿童的神经系统、呼吸系统等造成损害。

（二）社会环境

1. 社会经济状况　儿童及青少年的健康状况与社会经济、卫生和教育文化水平密切相关，经济发达的国家和地区儿童生长发育速度快，能提供优质、高效的医疗卫生服务，基本公共卫生服务覆盖面广，更能关注到儿童及青少年的心理健康状况。对卫生和教育的资金投入、法律政策的关注也可以改善儿童及青少年的健康状况。

2. 家庭　父母背景及家庭状况对青少年的成长有直接的影响。单亲家庭的儿童及青少年大都在竞争力较弱的环境下成长，父母未能承担管教的责任，甚至对儿童身体或心理进行虐待，使他们的成长道路上出现不可磨灭的阴影；相反，良好的家庭氛围对儿童及青少年的身心成长起着至关重要的正向影响。同时，父母的受教育程度也会对儿童的教育方式产生影响，潜移默化地影响儿童身心发育。父母或者祖父母的溺爱会令儿童不能有效应对成长过程中的挑战和压力。物质上的放纵也可导致网络依赖、肥胖等现象。

（三）行为因素

1. 饮食　儿童及青少年处于生长代谢旺盛时期，对蛋白质、维生素等营养素的需求大，营养素供给不足或过多会导致营养缺乏或过剩，从而引起肥胖、生长发育迟缓、免疫功能低下、骨质疏松等营养缺乏症，影响学习和生活。充足且均衡的膳食和科学的饮食习惯能满足儿童及青少年对营养素的摄入，促进其健康地生长发育。

2. 体育锻炼　体育锻炼是促进身体发育和增强体质的有益因素。运动有利于新陈代谢，增强机体抵抗力，全面提高机体功能水平，促进身体正常发育。坚持锻炼对心理健康也有益处。但运动过量或不适宜的运动会损伤机体，损害健康。

3. 生活作息　不良的生活作息和生活习惯会对机体造成危害。熬夜和长时间用眼会造成干眼症、沙眼，长此以往会导致近视、抵抗力下降。儿童及青少年要合理安排学习时间，有规律地生活作息，保证充足的睡眠。

此外，吸烟、酗酒等不良行为会损害神经系统和呼吸系统，对青少年健康产生影响。

三、促进儿童及青少年健康的社会卫生策略

（一）学校支持

儿童及青少年多数时间在学校，因此学校是促进儿童及青少年健康的重要场所。在学校内宣传普及健康知识，成立心理咨询中心，开展心理行为指导，与儿童和青少年进行沟通，及时发现其存在的心理问题，进行心理疏导和干预。

（二）保障基层儿童健康

儿童健康是全民健康的基础，是经济社会可持续发展的重要保障。政府应关注经济落后及偏远地区儿童的健康状况，增加地方卫生财政投入，强化基层儿童卫生服务能力建设，鼓励儿

科人才深入基层，进行义诊，为留守儿童提供有效的健康指导和健康服务。

（三）关注儿童出生缺陷

不断完善相关法律法规，逐步健全出生缺陷综合防治体系，深入落实三级防治措施，完善出生缺陷患儿医疗保障。自 2009 年深化医药卫生体制改革启动以来，国家实施了农村育龄妇女免费增补叶酸预防神经管缺陷项目，使农村地区神经管缺陷发生率明显下降，经济社会效益显著。2012 年，国家又在部分地区启动了地中海贫血防治试点项目和新生儿疾病筛查补助项目，使地中海贫血在我国部分高发省份得到有效控制。

第二节　妇女的社会卫生问题

妇女保健是社会医学的重要组成部分。在现代社会生活中，妇女的社会卫生问题对妇女自身、家庭、社会都有着重要意义。女性一生经历青春期、孕产期、哺乳期、更年期、绝经期等特殊时期，其中孕产期和哺乳期的卫生健康问题关系着下一代的健康，无视妇女保健工作不仅会影响妇女自身的健康，还会影响婴幼儿健康。因此做好妇女卫生保健工作，关注妇女的社会卫生问题，才能促进家庭和社会的和谐。

一、妇女的社会卫生问题

（一）妇女健康现状

新中国成立以来，我国妇女健康状况得到了明显改善，预期寿命逐渐提高，2015 年妇女预期寿命提高到 79.43 岁，比 2000 年和 2010 年分别提高 6.13 岁和 2.03 岁。孕产妇死亡率持续显著降低，从 2000 年的 53.0/10 万下降到 2016 年的 19.9/10 万，城乡之间孕产妇死亡率差距逐渐缩小，2016 年城市和农村地区孕产妇死亡率分别为 19.5/10 万和 20.0/10 万，城乡差距由 2000 年的 2.38 倍缩小到 1.03 倍。农村地区孕产妇死亡率下降速度明显高于城市，比 2000 年下降了 71.3%。一些威胁妇女健康的常见病、多发病得到有效防治。

（二）妇女面临的社会卫生问题

1．孕产期　产后出血、羊水栓塞等妊娠分娩有关的疾病是导致孕产妇死亡的主要原因，由于近年来全面二孩及三孩政策的推进，使高危孕产妇数量增加，妊娠高血压、妊娠糖尿病等的发生率增加。此外，孕产期还会出现贫血、叶酸缺乏等营养不良的问题。

2．更年期　更年期是妇科疾病好发的阶段，妇女在绝经前后，卵巢功能衰退，雌激素分泌水平降低导致更年期综合征，表现为烦躁、忧郁、失眠、头痛等一系列症状，不仅损害女性身体健康，还会给女性心理造成不良影响。在这一阶段，乳腺疾病、泌尿系统疾病、生殖系统疾病也较为常见，常伴有骨质疏松、压力性尿失禁等表现。

3．精神卫生　妇女在社会中承担着重要的角色，受生活环境、职业、性格等多个复杂因素的影响，妇女精神卫生问题发生率较高，最常见的是妇女焦虑症、抑郁症、心理窘迫以及家庭暴力带来的精神卫生疾病。家庭暴力不仅伤害妇女的身体，还会危害其心理健康，破坏家庭和睦和社会稳定。

二、影响妇女健康的社会因素

（一）社会地位

由于历史原因和传统文化陋习的影响，妇女长期处于受歧视的地位，其社会地位较低。妇女在社会和家庭参与决策方面受到很多限制，使其无法平等地得到医疗保健服务，在健康方面也处于不利状况，受到的健康威胁和伤害也相对较大。

（二）就业及经济因素

研究显示，有独立经济收入的妇女在家庭和社会中的地位较高，能够选择更优质的卫生保健服务，对健康有保护作用。就业不仅可提高妇女的地位，还能提高其心理健康状况。不同经济发展水平的国家和地区，妇女的健康状况存在明显差别。经济落后地区的妇女还保留着落后的疾病治疗方式，妇幼卫生设施差，卫生技术人员缺乏，卫生条件差，易发生感染等其他疾病并发症，卫生服务的可及性差。经济状况良好地区的妇女可以获得更多、更优质的卫生服务，也会拥有更好的妇女健康状况。

（三）教育

研究显示，教育对健康的积极作用在女性群体中更加显著，而女性的受教育程度普遍低于男性，受教育水平低者健康意识较差，易出现健康问题。由于自我健康判定带有较强的主观性，受教育水平较高的妇女在医疗服务的选择和利用上能够做出正确的行为，从而改善自己的健康状况。

（四）风俗习惯

不良的风俗习惯会危害健康，如某些地区依旧保有如裹小脚、脖子戴铜环的习俗，易造成妇女骨骼发育畸形，生长发育迟缓。长期以来，"重男轻女"的思想严重影响着妇女健康，尤其在农村地区，女性从小受到各方面的歧视，得不到良好的教育、营养和医疗照顾，生长发育受到影响，同时也会影响其心理健康。

（五）家庭和婚姻关系

由于妇女在社会分工中主要以家庭为主，良好的家庭和婚姻关系对妇女的身心健康都有良好的影响。不良的家庭关系会滋生家庭暴力、情感虐待和性虐待。

三、促进妇女健康的社会卫生策略

（一）政策支持

国家关注和重视妇女健康，制定《母婴保护法》《妇女权益保障法》和男女平等的基本国策，规范母婴保健服务，保障妇女合法权益。在生育方面提供便利，如制定倾向性的生育政策和生育险，法定产假、陪护假。针对家庭暴力提出并通过了《反家庭暴力法》，为遭受家庭暴力威胁的人群提供法律援助，并鼓励开展妇女法律援助和法律咨询，利用强制隔离等措施保护妇女的人身安全等合法权益。

（二）提高妇女的地位和权力

妇女地位的改善与健康水平的提高有着密切的联系。妇女地位的体现包括受教育、参政、经济收入、文化观念上的男女平等等方面。社会应给予妇女应有的权力，鼓励和支持妇女走出家庭，参与社会经济建设，通过工作得到收入。妇女只有在经济上获得独立，才能使其在社会和家庭中所处的地位得以提高。

（三）加强妇女卫生服务供给

明确妇女保健机构的功能定位，坚持妇女保健机构的公益性质，加强妇女保健人才的培养与队伍建设，建立健全妇女卫生信息系统。

做好青春期保健、婚前保健、围生期保健、更年期保健和老年保健。定期为妇女提供常见病筛查服务，做到早发现、早诊断、早治疗，降低妇女常见病的发生率和病死率。其中宫颈癌和乳腺癌筛查是重点筛查项目。

第三节　老年人的社会卫生问题

20 世纪以来，随着经济社会的发展，人口平均寿命延长，妇女生育率降低，我国逐步进入老龄化社会。根据联合国划分标准，一个国家或地区 60 岁及以上老年人口比重达 10% 及以上，或 65 岁以上人口比重达 7% 及以上时，这个国家或地区就成为老年型社会。截至 2017 年底，我国 60 岁及以上老年人口有 2.41 亿，占总人口的 17.3%，其中 65 岁及以上人口 1.58 亿，占总人口的 11.4%，因此，我国早已进入老龄化社会。从 1999 年开始进入人口老龄化社会到 2017 年，我国老年人口净增 1.1 亿，其中 2017 年新增老年人口首次超过 1000 万。预计到 2050 年前后，我国老年人口数将达到峰值 4.87 亿，占总人口的 34.9%。人口老龄化导致劳动力不足，社会负担加重，老年人群健康状态脆弱，对医疗服务需求高；生活不能自理或部分不能自理的老年人，更是给卫生、福利、社会服务等方面带来艰巨挑战，因此老年人的社会卫生问题尤为值得关注。

一、老年人的社会卫生问题

进入老年后，人体形态功能逐渐衰退，器官功能减退，尤其消化、吸收、代谢、排泄及循环功能减退。高血压、心脑血管疾病、恶性肿瘤、糖尿病等慢性非传染性疾病已经成为威胁老年人健康的首要原因。中国死因监测数据表明，慢性病占中国老年人群死因的 91.2%，且患病率的增长趋势明显。同时，骨骼肌肉系统疾病、阿尔茨海默病、老年白内障、帕金森病等退行性病变导致的失能残障发生率也在日益增加。此外，精神障碍也已进入老年人死因的前十位。

日常生活能力是评价老年人健康状况、心理能力和生活质量的一个重要的客观指标。老年人的日常生活能力随着年龄的增长呈日益下降的趋势，其中患慢性病是影响老年人日常生活能力的重要因素。白内障、脑血管疾病以及骨关节肌肉运动系统疾病对日常生活能力的损害尤为严重。

除了生理上的变化，老年人还伴有退休、丧偶、子女分离等事件的发生，这些事件会对老年人的心理产生不良影响，容易引起发怒、焦虑、孤独，产生失落感，出现睡眠不宁、食欲减退等不适状态，使其社会适应能力减弱。

对老年人的照料成为全社会关注的重要问题。全国 7% 的家庭有需要长期护理的老年人，目前实际实施的护理绝大部分由配偶、子女或亲戚提供，第三方机构服务占比极低。由于丧偶或子女外出务工，我国空巢老人、独居老人很多，故需要关注老年人心理健康状况。同时传统的家庭照料对老年人健康提供的支持有限，尤其是对失能失智老人，往往导致"一人失能，全家失衡"的现实难题。目前各种医养结合的模式正在探索之中，医养结合的体系建设、功能定位、人才队伍建设等工作正在不断完善。

二、影响老年人健康的社会因素

（一）经济收入与教育

经济收入是影响老年人生活质量的最直接因素。社会经济地位与老年人健康密切相关，受教育水平高、收入水平高的老年人健康意识高，能获得更高质量的卫生保健服务，对自己健康状况的判断更加清晰，能够听从医生的指导，依从性好，因此健康状况倾向于良好。

（二）生活事件

进入老年期后会发生一些人生大事，例如退休、丧偶、父母亲朋去世、严重病伤等。生活中的负性事件常导致老年人强烈的情绪反应。疾病本身不仅给老年人带来躯体的痛苦，更影响老年人的心理状态。丧偶、离异、分居等婚姻状况和夫妻关系也会影响老年人健康。有研究表明，婚姻对老年人健康具有保护作用，有配偶者的健康状况要好于无配偶者。

（三）生活方式

生活方式与老年人的健康状况关系极为密切。吸烟和饮酒是老年人常见的不良行为习惯。平衡饮食、保证良好的营养、定期进行身体活动、戒烟、限酒等措施有助于减少慢性非传染性疾病的发生风险，提高身心功能，延缓对护理的依赖，还可改善虚弱状况。

（四）家庭与社会支持

家庭成员、亲属和朋友等对老年人的关怀和支持特别重要。良好的人际互动能减少人的负面情绪和压力，对老年人健康有益。研究指出，获得社区支持的老年人比那些没有获得社区支持的老年人生活质量高，空巢家庭的老年人较非空巢家庭的老年人健康状况差，和家人沟通多的老年人心理健康更佳。

（五）社会保障制度

社会保障制度包括养老保险、失业保险、医疗保险等。研究表明，有养老金的老年人健康状况优于没有养老金的老年人。同时加入医疗保险对老年人健康有了制度保障，出现疾病症状时更倾向于选择就医，积极改善健康状况，也会有更多经济投入预防疾病的发生。

三、促进老年人健康的社会卫生策略

（一）提高对健康老龄化的认识

"健康老龄化"就是使多数老年人保持良好的身心健康，并拥有良好的智力、心理、躯体、社会和经济功能与状态，使老年人在这五大功能的潜力得到充分的发挥。应该认识到，老化是一种普遍的生物现象，其对生命有机体的影响是多方面的。衰老与疾病、功能损伤虽然有一定的联系，但老化并不是一种疾病，老化是生命历史的一部分。健康老龄化的发展对国家、对社会、对家庭、对老年人自身都有积极的意义。

（二）加强老年人医疗保障

国家建立基本医疗保障制度，为包括老年人在内的全体居民提供基本的医疗保障。同时，我国正在探索建立针对老年人的长期护理保险制度。2016年7月，人力资源和社会保障部办公厅发布了《关于开展长期护理保险制度试点的指导意见》，在上海、江苏、浙江、安徽等15个省（市）进行试点长期护理保险制度。以上海为例，上海对60周岁及以上、经评估失能程度二级至六级的参保人群提供卫生照护服务，主要是提供基本生活照料以及与基本生活密切相关的医疗护理服务。服务方式为社区居家照护、养老机构照护和住院医疗护理，对于不同的服务方式分别提供不同的报销比例，居家照护90%，机构照护85%，住院由医保支付。目前这项新的社会保险形式——长期护理保险，正在中国逐步推开，为失能老人养老提供经济风险保护。

（三）发展老年医疗卫生服务

医疗卫生机构应为老年人就医提供方便和优先优惠服务。通过完善挂号、诊疗系统管理，开设专用窗口或快速通道、提供导医服务等方式，为老年人特别是高龄、重病、失能老年人挂号、就诊、转诊、综合诊疗提供便利条件。倡导医疗卫生机构与养老机构之间建立业务协作机制，开通预约就诊绿色通道，协同做好老年人慢性病管理和康复护理，加快推进面向养老机构的远程医疗服务试点，为老年人提供便捷、优先、优惠的医疗服务。

鼓励设立老年病医院，加强老年护理院、老年康复医院建设，有条件的二级以上综合医院应设立老年病科。加大护理服务从业人员的职业培训力度，按规定落实职业培训的补贴政策，逐步建立长期护理专业人才的培养机制，不断提高老年人长期护理服务的供给能力和服务水平。

支持符合条件的养老机构内设医疗机构，申请纳入城镇职工和城乡居民基本医疗保险定点范围。

（四）开展老年社区卫生服务

老年社区卫生服务的战略重点应该是倡导健康的行为习惯，增强老年人自我保健意识，提高心理调适能力，重视疾病危险因素的管理，使老年人从生理、心理和社会功能等方面保持健康良好的状态，实现健康老龄化。

社区卫生服务中心或乡镇卫生院为辖区内65周岁以上常住老年人免费建立健康档案，每年至少提供1次免费体格检查和健康指导，开展健康管理服务。定期对老年人进行健康状况评估，及时发现健康风险因素，促进老年疾病早发现、早诊断、早治疗。积极开展老年疾病防控的知识宣传，开展老年慢性病和老年期精神障碍的预防控制工作。为行动不便的老年人提供上门服务。建立老年活动中心，组织爬山、郊游等活动，为老年人提供心理咨询，定期开办健康知识讲座，提高老年人健康意识。

第四节　残疾人的社会卫生问题

残疾（disability）是指人的身心功能障碍或缺陷，这种缺陷既包括生理方面又涉及心理方面，表现为不同程度地丧失正常社会生活能力的一种状态。WHO将残疾按严重程度分为残缺、残疾和残障。残疾人是指心理、生理和人体结构上某种组织、功能丧失或者不正常，部分或全部丧失以正常方式从事某种个体或社会生活能力的人。具体包括：视力残疾、听力残疾、言语残疾、肢体残疾、智力残疾、精神残疾、多重残疾和其他残疾。残疾人面临的主要问题是无法完整地参与社会，如应对不当，可能为社会带来沉重的经济负担和社会问题。因此对残疾人群的保健、支持与康复应受到足够的重视与关注。

一、残疾人的社会卫生问题

我国的残疾人口数量庞大，根据第六次全国人口普查数据和第二次全国残疾人抽样调查的结果估算，截至2010年，我国残疾人总数为8502万，其中重度残疾2518万，占总数的 29.6%。

残疾人的社会医学问题很复杂，这与残疾人群这个特殊群体有关。由于生理、心理的障碍，残疾人是一个具有特殊困难的社会群体。随着社会变革的深入，社会生活状况发生了巨大的变化，残疾人的状况也是如此。老年残疾者所占比重较大，且其文化程度普遍较低。此外，由于就业困难，经济收入受到影响，残疾人中贫困人口较多。残疾人的婚姻、生育、家庭生活等都比一般人群更为困难。

面对我国长久以来基数大、范围广的残疾问题形势，党和政府出台了一系列政策措施来支持残疾人群的康复和社会生活的回归，如开展全国残疾人抽样调查、颁布残疾人保障法和残疾人教育条例，制订实施残疾人事业的四个五年计划和残疾人扶贫攻坚计划等，这些举措极大地推动了我国残疾人康复事业的发展，使残疾人的社会卫生状况得以明显改善。

二、影响残疾人健康的社会因素

（一）残疾发生的影响因素

残疾的发生涉及多种因素，先天生理因素、后天环境因素和社会因素等都会对残疾的发生产生影响。

1. 遗传因素　人口遗传因素是导致先天性残疾的主要原因，其中家庭遗传病史和近亲结婚都容易对后代先天残疾造成直接或间接的影响，先天残疾患者的后代延续此种残疾的概率会极大增高，主要包括先天智力低下、先天性失明或耳聋、先天肢体发育不全等。

2. 环境因素　环境因素对残疾的影响一般包括两个方面：一方面生存环境中的部分化学物质或生物成分在长期接触后有诱发基因突变的可能，尤其是母体孕期接触，易导致胎儿残疾率上升；另一方面，恶劣的自然环境和偶发的自然灾害都有可能对机体造成不可逆的物理性损伤，极端环境的生还者有可能出现生理或心理上的创伤，进而导致残疾的发生。

3. 社会因素　社会物质文化落后地区的人群发生残疾的概率更高，营养不良、社会动荡以及战争都易直接导致肢体残缺和精神创伤。工业化、暴力和交通事故是目前造成后天残疾的主要因素，而且儿童在这个过程中较成人更易受到影响，导致大量后天低龄残疾者的产生。

（二）残疾人口健康的影响因素

残疾人的健康影响因素众多，主要集中在社会关系和环境方面，如家庭关系、教育情况、婚姻关系、社会地位、法律援助等方面，由于残疾人普遍具有社会生活的障碍，外部世界对残疾人的支持直接影响其生存和健康状态。

1. 家庭关系　目前，家庭是残疾人的主要支持来源和照护的主体，这符合中国的传统价值观念和人文传承。残疾人的社会生活障碍既有物理上的，也可能是精神上的，所以和睦的家庭关系以及内部的支持和平等是使残疾人回归社会生活的基础。残疾人照护将产生繁重的经济负担和精神压力，这种压力将会分摊到每一位家庭成员当中，有可能导致残疾人在家庭内部的地位低下，长期处于弱势地位，对于精神类残疾的恢复产生不利影响。残疾人甚至可能因对父母、子女、配偶产生愧疚感和自卑感，进而产生轻生的念头和行为。所以家庭对待残疾人的主观态度和客观支持能力均会对残疾人的健康产生一定影响。

2. 教育就业　残疾人因为存在不同程度的障碍或缺陷，在接受教育方面会较普通人受到更大的阻力，甚至完全无法适应正常的教学体系。这导致残疾人群体在应用知识技能方面会存在不同程度的障碍，尤其是先天残疾和少年期后天残疾者，其社会生存技能的学习会受到极大限制，这就导致残疾人在就业方面很多时候难以达到正常的就职标准。同时作为特殊弱势群体，用工单位需要投入更多的福利和帮扶投入，从而加重了用工单位负担，这更增加了残疾人就业的难度，进而影响其经济收入和生活保障。

3．婚姻关系　美满的婚姻是优质社会生活的一个重要标准，而残疾人因为先天或后天障碍，在追求配偶的过程中常常处于劣势地位，而难以建立婚姻关系本身就会对残疾人造成精神打击，加之婚姻关系中可能存在的歧视问题，进一步增加了残疾人回归正常社会生活的难度，甚至可能诱发自闭、抑郁和狂躁等情绪，对社会运行和残疾人自身健康都将造成影响。

4．社会支持　残疾人整体而言属于社会的弱势群体，在生活工作中一方面是被保护的对象，另一方面也是易受歧视、侮辱的群体，在社会上处于劣势地位。所以社会对残疾人的支持力度，将在很大程度上影响其生存状况和健康水平。残疾人便利设施、图书馆盲人阅读区、残疾人公益宣传等都能为该群体融入社会带来积极影响。反之，在缺乏社会支持的环境中，残疾人的身心健康和生活便利都将遭到破坏。

5．卫生保健　与非残疾人相比，残疾人的卫生服务可及性较差，而且经常会面临设备和技术支持不足的情况，这将直接影响该群体的生存质量。

6．法律援助　与社会对残疾人自发支援不同，法律援助是从国家层面运用强制力保障残疾人的基本权益，使得针对残疾人的歧视、侮辱、伤害等行为得到有效约束和惩戒。我国1990年便颁布了《残疾人保障法》，并于2018年进行修订，体现了党和国家对残疾人工作的高度重视，以及切实保护残疾人健康的决心。

7．其他因素　如自然环境、生活习惯、暴力行为等同样会对残疾人的身心健康造成影响。

三、促进残疾人健康的社会卫生策略

1．医疗保健　从临床治疗和康复治疗两方面对残疾人的功能障碍进行改善，保证其能够最低限度地适应社会生活，并尽可能恢复到正常学习和就业的水平。治疗措施包括恢复功能手术、装置辅助设备、康复训练等。功能的恢复是残疾人回归社会的基础，所以提供公平可及、可负担的残疾人医疗服务一直是我国残疾工作的重要着力点。

2．社区康复　残疾人的照护与康复往往是一个长期过程，不但需要持续消耗家庭的精力与资本，更难以对全人群进行全周期覆盖。我国在《关于进一步加强残疾人康复工作的意见》中明确指出，要实现"人人享有康复服务"。事实上，基层的卫生保健服务能力足以满足70%残疾患者的日常需求。所以，为了保证广大残疾人群康复服务的可及性和延续性，建立以社区为中心的残疾人预防和康复模式是实现残疾人康复的重要途径。

3．社会支持　残疾人健康保证的根本目的是促使其摆脱或缓解障碍状态，尽可能融入正常的社会生活当中，所以我国残疾人卫生事业一向致力于从教育、就业、设施、宣传、文娱等多个方面共同构建便于残疾人社会回归的支持性环境。其目的就是让残疾人在社会氛围和客观条件两方面均获得保障，减少或避免被歧视和自卑的发生，尽可能实现残疾人在社会意义上的健康。

第五节　流动人口的社会卫生问题

一、流动人口的社会卫生问题

流动人口常指在没有改变原居住地户口的情况下，离开常住户口所在地，到其他地区暂住的人员，这种暂住一般以谋生盈利为目的，并自发从事务工、经商或社会服务等社会经济活动，不包括旅游、上学、探亲访友等人群。流动人口的主体来源为农忙间歇期的农村剩余劳动力，这部分人群一般以谋生盈利作为主要目的，进入城镇以获得更多的经济回报，同时也会对迁移地的城镇化建设和社会经济发展进程带来巨大影响。作为社会中的特殊群体，流动人口具

有特定的人口学特征和健康问题，其健康状况的改善与卫生服务需求的满足应得到整个社会的关注。

截至 2016 年末，全国流动人口规模为 2.45 亿，超过总人口数的 1/6，人口流动依旧会是中国经济发展过程中的重要现象。流动人口主要由富有劳动力的中青年群体组成。家庭化趋势明显，父母更多选择带领子女一起流动。

流动人口主要的健康问题包括以下几个方面：

1．传染性疾病 与户籍人口慢性非传染性疾病为主的疾病谱不同，流动人口的疾病谱则以传染性疾病为主。人口流动会增加结核病、病毒性肝炎、肠道疾病等传染性疾病的传播风险，增加疾病控制的难度。由于流动人口多从事收入较低的体力活动，加之居住环境拥挤、卫生状况差、营养不良、工作强度大等原因，从客观条件上更易成为结核病、病毒性肝炎等传染性疾病的高危人群。此外，由于该人群的高流动性，以上疾病的可疑症状诊断率和治疗成功率更低，成为人群健康的重要隐患。

2．性传播疾病 流动人口的年龄构成主要以青壮年为主，大量处于青春期、婚育期的流动人群中婚前同居、意外妊娠及生殖健康问题比较突出。流动人群一般文化水平较低，缺少基本的生殖保健知识和安全意识，卫生条件较差，容易出现不安全性行为，这些都增加了性传播疾病的传播可能。在缺少相关知识和预防措施的情况下，流动人群可能出现患病而不自知的情况，或者忽视疾病的严重性，导致此类疾病得不到及时的治疗和控制，进一步增加了疾病传播的危险性。

3．职业危害 随着工业化生产的加速，许多职业环境本身就包含对劳动者危害的因素，即使近些年职业安全与职业卫生越来越受到国家和行业的重视，但依旧存在着有大量职业危害的职位。这种现象主要集中在重型工厂的基层体力或者技术工作，如工业制造厂的高浓度化学成分、机械工厂的震动和噪声、矿场的粉尘、建筑工地的重物掉落等都有可能造成该环境下劳动者的直接伤残或远期疾病，严重的会丧失劳动能力甚至威胁生命，而流动人口正是承受这类危害的主要人群。此外，肩周炎、颈椎病、慢性呼吸道疾病等职业相关疾病同样会对健康造成远期影响，从而降低生活质量。

4．精神健康 流动人口由于工作强度大、流动性强、缺少归属感、易发疾病等原因，较本地户籍人群更易发生心理问题和精神性疾病。工作内容单调、人际关系敏感、交通不便等因素同样容易诱发焦虑、抑郁等情绪。如果这种情绪得不到有效的疏导，甚至可能酝酿为过激行为，出现自残、自杀和暴力行为，威胁自身和他人的生命安全。

二、影响流动人口健康的社会因素

（一）经济因素

经济因素主要通过影响流动人口能够享受到的卫生保健来影响流动人口的健康。收入情况直接决定人群的营养水平、居住条件和医疗保健。一般收入水平越高的流动人群，面临健康问题的概率越小。

（二）教育和文化因素

受教育水平通常能够影响人群的就业去向和职业类型，受教育水平高的人，更易获得脑力劳动或轻体力劳动的工作岗位，相对低教育水平的纯体力劳动者而言，他们在职业危害方面受到的影响更小。而自我保健意识、防病意识和权益意识的不足，同样会影响该人群的健康状况。

（三）行为因素

流动人口大多聚集居住在城市边缘区，形成城市中的农民群体。他们的居住地卫生条件差，且与当地居民相对隔离，无法受到当地居民良好卫生习惯的影响，大多保留着原居地较差的卫生习惯。食品卫生状况差，容易引起痢疾等肠道传染病；注射毒品、不安全性行为等不健康的行为也容易引发性病在流动人口中的传播。

（四）社会融合

社会融合影响着流动人口的心理和社会健康。社会融合不仅包括城市接纳流动人口，为流动人口提供一个良好的生活环境、工作环境以及子女平等接受教育的权利，也包括城市人口与流动人口的和谐相处。流动人口在城市的辛勤劳动以及为城市发展做出的贡献需要得到城市人的认同，这样能够使他们做出正确的自身评价，有利于解决流动人口的心理困惑。

三、促进流动人口健康的社会卫生策略

（一）构建政策支持环境

制定有针对性的法律、法规、方针、政策等，并依靠监管部门和社会组织监督其实施力度，从政策角度为流动人口建立公平和谐的工作生活环境。同时要注重疾病预防和传染病防治等法律法规的制定，对可能增加疾病传播风险的因素在制度层面加以约束，提供健康相关的支持性条例，完善健康促进和疾病防治的政策体系建设。

将流动人口的预防保健和医疗需求纳入到社会医疗保障制度，同时完善流动人口的大病保障，有助于提高流动人口抵抗大病风险的能力，避免出现因病致贫、因病返贫的现象。

完善教育政策，使流动人口子女可以享受城市的教育资源。这将在很大程度上影响一个家庭的短期精神压力和远期生活水平，无疑将对其健康的变化趋势产生影响。一定程度上将决定该家庭是否能够在将来实现社会阶层的向上流动。

（二）优化卫生资源配置

现有的城市卫生资源配置依据的是本地常住人口对卫生服务利用需求而定，由于流动人口与常住人口在居所的地理位置上通常存在差异，导致现有的卫生资源配置方式不一定适合流动人口的需求现状。依据现实情况，增加流动人口聚集地区的医疗机构和医疗人员结构化配置，是改善其医疗服务可及性、增加就医公平和保障健康的有效措施。流动人口的疾病谱中以感冒、肠道疾病等急性传染性疾病发病率较高，所以注重流动人口密集地区基层卫生服务机构的设置，提供规范有效的基本卫生保健，对其健康状况的提升同样具有重要意义。

（三）加强社区健康教育

积极开展社区健康教育是改善流动人口健康状况的重要措施。社区不仅仅是提供基本医疗卫生服务的平台，同样也是提高人群自我保健意识、推行疾病预防、落实计划生育工作的前哨战。尤其对于流动人群来说，社区的宣传教育可能是其有限几种能获得健康管理和疾病预防知识的途径之一，所以社区应针对流动人群特点，开展有针对性的教育内容，普及妇幼保健和免疫预防接种的重要意义，在保证人群健康的同时，可以降低其携带传染性病原体的可能。

（简伟研 沈宇驰）

第十章 社 会 病

第一节 社会病概述

随着人类社会工业化进程的推进和现代科技的发展，社会生产力在过去的 200 年中以远超任何历史时期的速度增长，社会资源快速膨胀，物质保障能力不断加强，精神生活日益丰富。尤其是进入 21 世纪以后，科技高速发展和全球化正在更加快速地改变人类的生活方式。在享受社会高速发展带来的生活便利和丰富物资的同时，一系列社会问题的出现，同样不得不引起我们的重视和反思。全球性经济危机的爆发周期不断缩短，宗教及种族冲突和恐怖袭击在局部地区频发，社会贫富差距不断扩大，全球人口老龄化加速且生育动力减弱。此外，违法犯罪、自杀、吸毒、酗酒和性交易等个体层面的越轨行为频发，同样引起全社会的关注和警惕。这些现象的背后往往都有社会因素的影响，需要用社会医学的思想和方法，从群体健康的角度出发，对问题的起因、影响因素和控制措施开展研究，以应对社会发展进程中可能对人类健康造成剧烈冲击的社会问题，确保平稳与持续的社会发展。

一、社会病的定义

个体层面的"疾病"可以广义地理解为机体或行为的一种异常状态，其诱因复杂，普遍是多种致病因子共同作用的结果，对于机体本身会造成不同程度的近期或远期危害。与之相对，社会层面的"疾病"可以理解为承载主体为社会本身，由复杂多样的社会因素共同作用引起的社会问题。盖林（Guerin）曾于 1848 年首次提出了"社会病理学"的概念，他主张将群体性的社会问题，利用个体性疾病的相关概念进行解读，并从疾病的现状、归因、预防、治疗等角度将社会医学分成四个部分，分别是社会生理学、社会病理学、社会卫生学、社会治疗学。其中社会病理学主要探讨的是社会因素的致病机制，即社会因素与人群健康的双向作用规律。

我国社会医学界使用"社会病（sociopathy）"这一术语，用于描述"社会因素起决定作用，与现代生活方式和行为模式密切相关，与社会发展和进步方向相违背，对人群健康产生不利影响的社会现象。"与社会病相关的社会学术语有两个：一个是"社会问题"，另一个是"越轨行为"。社会问题是从社会功能和社会发展的角度来看问题，其外延很广，涉及所有需要动用全社会力量来解决的问题。当今社会，最突出的社会问题主要包括人口问题、生态环境问题、老龄化问题、贫富差距问题、劳动就业问题和青少年犯罪问题等。越轨行为主要是从个体与社会的关系角度来看问题，其外延比社会问题要小得多。一般来说，凡是违背群体标准或期望的行为都可以称为越轨行为，如各种违法违纪行为、犯罪行为等。如果越轨行为影响了社会的稳定和发展，就有可能成为社会问题。很多社会问题都与越轨行为有关。如果成为社会问题的越轨行为主要是由社会原因引起的，而且与躯体和心理健康相关，就构成了所谓的社会病。

应该指出，不是所有的社会问题都可以称作社会病，也不是所有的社会问题都与越轨行为有关。例如随着社会的发展，老龄化问题成为重要的社会问题，需要全社会努力加以解决，但它却不能被称作社会病。

二、社会病的特点

我们在判断一种社会问题是否是社会病的时候，需要考虑与个体面临困境的差异，同时要思考社会因素在其中扮演的角色以及对社会本身的影响程度。单纯从一个角度来判别社会病是不全面的。具体而言，社会病需要具备以下几个特点：

1. 社会性　社会病区别于个体困境的主要特性便是社会性。如某种个体行为可能有损自身健康甚至危害他人，并且这种行为的发生有其社会因素根源，此时也不能将其简单定义为社会病。因为社会病是一个群体概念，个体层面的行为与社会预期产生矛盾，不代表这个社会正面临同样的问题。如一位青年可能在遇到人生的重大打击后，选择了轻生自杀，这种行为本身是不符合社会预期的，同时其行为的产生也与社会因素有关，但就此个例而言，仅能将其看作是一种个人困境下的极端结果。只有当社会青年群体中有相当比例的人出现类似的情况，才会考虑将其作为社会病的可能性。即观察社会病不是从个人角度出发，而是从社会群体角度来做出判断。

2. 根源复杂　社会病的根源非常复杂，个人的行为特征、生物学特点等都有可能引起社会病的发生，但是起主要决定作用的应是社会因素。个人的行为与特征很多时候是受社会因素影响的结果，但也存在不以社会影响作为主因，而以遗传或个人心理问题导致危害健康的行为。在探讨社会病根源的时候，不仅是考察个人行为本身，更应理清社会因素与其之间的联系。以性病、艾滋病为例，患该病的群体中有一部分人与性开放、性道德观念改变有关，也有些人是因为恶性的社会治安条件和糟糕的卫生状况感染该类疾病，因此常常是多种因素共同作用的结果。以上情况共同导致了社会病的根源复杂性。

3. 严重的社会危害性　社会病的另一个突出特点是其严重的社会危害性，这必然会对维持社会稳定或发展社会经济造成重大影响。暴力、自杀、吸毒、酗酒、性传播疾病等社会病一直以来都是政府和民众重点关注的问题，其原因就在于其巨大的社会危害性。以暴力行为为例，其发生率的高低将直接反映一个社会的稳定程度，暴力伤害发生率高的地区，社会风气、经济发展、民众满意度均会受到巨大冲击，进而威胁社会的稳定和地方政府的公信力。

4. 防治需要全社会的综合努力　社会病因其带有群体性、根源复杂且影响巨大等特性，所以针对社会病的防治，很难通过单方面的努力取得较好的效果。只有各部门紧密合作、综合施策、以问题为导向实现全社会共同参与，才能达成防治社会病的预期目标。

5. 社会病既是社会问题，也是健康或公共卫生问题　社会病从本质来看属于社会问题，但又与人群健康密切相关，所以多以公共卫生问题的形式呈现，比如性病、艾滋病的发病率增高、精神类疾病的发病率上升等。同时，公共卫生的研究也有助于为此类问题提供有效的干预措施，所以社会病的防治常常是从社会研究中找寻致病因素与应对政策，从公共卫生的角度提供干预措施。

第二节　意外伤害

伤害是由于运动、热量、化学、电或放射线的能量交换，在机体组织无法耐受的水平上，所造成的组织损伤，或由于窒息而引起的缺氧。与疾病不同，伤害的根源不存在病原体的因素，而更多是行为与环境相关联，这就使得伤害在社会学上的意义要高于在医学上的意义。作为一个较为广义的概念，伤害覆盖包括意外伤害、自我伤害、人际伤害和环境伤害等各种情况，只要有一种特定的情况造成了机体损伤或损伤趋势，都可能涵盖在伤害的范畴之内。

意外伤害是指无意识的、意料之外的突发事件造成的人体损伤。学术界对意外伤害的理解和定义并不一致。例如全球疾病负担研究将交通伤害从意外伤害中分列出来，是否合理尚存争议。本节讨论的意外伤害包括了交通伤害在内，但不包括自杀等自我伤害的情况。意外伤害是人类社会与自然环境有关的各种变量之间相互作用的结果，除了引起人体损伤外，也可能造成精神创伤或心理障碍。

一、意外伤害的流行情况

根据 2016 年全球疾病负担研究的估计，2016 年全球因伤害造成的全年龄总死亡数估计达到 461.1 万，年龄标化死亡率 64.4/10 万。其中因交通伤害造成的死亡数达到 143.7 万，年龄标化死亡率 19.6/10 万；因非故意伤害造成的死亡数达到 180.4 万，年龄标化死亡率 26.3/10 万；因自然力量、战争和法律干预等导致的伤害造成的死亡数达到 16.2 万，年龄标化死亡率 2.2/10 万。值得注意的是，在过去的 10 年（2006—2016 年）中，全球因自然力量、战争和法律干预等导致的伤害造成的死亡数上涨了 99.8%，而其中又以战争和地区冲突的增长最快，涨幅达到 143.3%。

从年龄构成的角度来看，中青年是发生伤害的主要群体。从性别角度来看，伤害的发生主要集中在男性，各年龄段主要是以男性出现的伤害问题为主导。

二、影响伤害的社会因素

（一）交通伤害

通常情况下，我们很容易将交通伤害的发生归咎于交通事故当中的一方，认为如酒后驾驶、闯红灯、翻越护栏等个人行为是交通伤害发生的主因。而事实上，当考虑到机动车总量的增加、交通环境拥堵等因素后，会发现交通伤害的发生，存在着复杂的社会因素根源。首先，关于机动车数量和交通伤害的关系，研究显示，交通机动化程度越高，发生交通伤害的概率越大，而机动车的总数量与一个国家或地区的经济水平、生活方式和交通政策都有关系。其次，道路条件也是交通伤害发生的重要影响因素，在机动车数量猛增的社会中，道路建设和维修一般都会相对滞后，造成交通压力陡增，更易导致交通伤害的发生。再次，限行政策、机动车配置指标限制、防护带的建设、建筑光污染隔离、交通信号的设置等都会对交通伤害的发生造成不同程度的影响。

（二）非故意伤害

非故意伤害的涵盖面非常广，其诱因也多种多样，大到房屋坍塌、飞机失事，小到跌倒和烫伤，都有可能导致非故意伤害的发生，而在思考其社会根源的时候，应从具体人群和事件入手。以儿童为例，作为非故意伤害的高危人群，儿童发生溺水伤害甚至死亡的危险性较成人更高，一方面是由于儿童的自我保护意识和自我保护能力还有待发展，另一方面则与社会宣传和家庭教育有关，教导儿童具备识别危险和远离危险的能力同样也是家庭与社会的责任。同时，危险水源警示标志的设置与护栏的搭建也同样会影响溺水致伤或致死事件的发生。

（三）自然力量、战争和法律干预造成的伤害

自然力量所致伤害的主要特点是环境因素在伤害发生时占据主导地位，处于极端的恶劣环境或自然灾害的发生均会对所在地的居民造成直接的伤害，如沙尘暴、龙卷风、泥石流等，一旦发生在居住区，便极有可能造成重大经济损失和人员伤亡。战争、法律干预的伤害则是在特

定社会环境下发生的特殊事件，同样会造成人员的大量伤亡，尤其是战争，因为军队中人员构成多以青壮年男性为主，所以战争伤亡造成的健康寿命年损失通常极为巨大。此类伤害的社会影响因素则多与地区政治有关，是否建有自然灾害的预警防护系统、地缘政治是否稳定、宗教文化因素、法律法规制定的科学性和合理性等均将影响此类事件的发生。

三、伤害防控的社会卫生策略

（一）完善政策方针，制定法律法规

伤害的发生与社会环境因素存在密切关联，政策的制定与法律的出台将从很大程度上影响各类伤害发生的概率。我国出台包括《中华人民共和国未成年人保护法》《中华人民共和国老年人权益保护法》《中华人民共和国反家庭暴力法》在内的一系列法律条文来构建完善稳定的法律保护体系，并依靠国家强制力实施。此举在很大程度上划清了暴力伤害的边界，也对可能诱发伤害的潜在威胁起到警示作用，以此来减少伤害的发生。

（二）加大交通监管和保护力度

随着最近几十年我国交通机动化程度不断提升，交通伤害的发生数量不断增加，加强交通监管体系，构建完备的保护设施是解决交通伤害问题的关键。对于容易诱发交通伤害的个体，如酒后驾驶、无证驾驶的机动车驾驶人员，我国出台的《中华人民共和国道路交通安全法》均予以严厉惩处，并剥夺其一定年限驾驶机动车的权利。此外，还可以通过建立防护设施、设置醒目的交通标识、实施道路维修等来减少交通伤害事件的发生。

（三）开展科普及宣传教育

不论交通伤害还是人际暴力，很多时候都与人们对于伤害本身的认识不足有关。例如在家庭关系中，父母对子女的过激责罚或者言语攻击很有可能会对未成年人造成远期影响与身心伤害，但此类行为有时会被划归到"家庭教育"的范畴，以"教育"的名义施暴，对子女而言不但无益，而且可能会诱发许多心理问题，甚至出现自我伤害。这就要求社会及时传递正确的价值观念，宣传合法合理的处事方法，加强自我保护意识。

（四）加强心理疏导和精神卫生服务

经历过重大灾害事件的人，有很高比例会出现不同程度的心理障碍，甚至表现出抑郁或狂躁的倾向，诱发自伤甚至自杀行为。所以及时的心理疏导对于这部分人群的康复具有深远意义。另外，精神类疾病患者本身多具有自伤或伤害他人的倾向，一个社会的精神卫生服务的提供能力也将直接影响针对此类人群的管理。

（五）重点关注高危人群和弱势群体

相对于普通民众，部分特殊群体在社会中处于相对弱势的地位。如妇女、儿童、老年人等因其行动能力或劳动力上的相对弱势，更容易成为意外伤害的受害者，比如可能面临工作场所和家庭关系中的冷暴力，又如交通伤害和自然灾害中因自保能力较弱而更易出现伤亡等。社会对于弱势群体的保护和支持，将直接影响其健康水平和伤害发生的可能性。

第三节　成瘾性疾病

成瘾行为（addictive behavior）可定义为因沉溺于其中，导致躯体、心理和社会功能损害

的任何活动。成瘾表现为持久的、强迫性依赖于一个行为或物质。成瘾行为分为物质成瘾和精神行为成瘾，其中物质成瘾主要包括处方药滥用成瘾、阿片类药物成瘾、新型毒品成瘾、传统毒品成瘾、安眠药成瘾，行为成瘾包括病态赌博、酒瘾、烟瘾、网络成瘾、性爱成瘾和手机成瘾等行为。

一、成瘾性疾病流行情况

（一）物质成瘾

2016年《国家药物滥用监测年度报告》显示，近5年药物滥用流行特征已发生了很大变化。男性、35岁以下、初中及以下文化程度、无业者是药物滥用的重点人群。其中初中及以下低学历者占全部监测数据的81.5%，占新发生滥用人群的79.4%，故应进一步加强对初中及以下文化程度人群的预防宣传教育工作。

"冰毒"等合成毒品是主要滥用物质，对其的滥用现象呈现增长趋势。药物滥用监测数据显示，含甲基苯丙胺的毒品（"冰毒""麻谷丸"）是我国常见滥用的主要合成毒品，占比55.1%，且呈增长趋势。而传统毒品占比保持在相对较低的水平。

药物滥用人群中多药滥用情况严重。海洛因滥用监测人群中多药滥用问题比较严重，除海洛因外，滥用/使用的其他物质为44种，呈现麻醉药品和精神药品交互滥用、具有中枢抑制作用的物质和中枢兴奋作用的物质交互滥用的多药滥用现象和滥用模式。

总体而言，我国药物滥用形势依然严峻，滥用人群趋于低龄化，新型合成毒品流行情况有增长趋势。

（二）行为成瘾

赌博成瘾也称为问题性赌博、病理性赌博等，其诊断标准是在过去1年中，轻度患者出现耐受性增加、戒断症状、自制尝试失败、专注赌博等表现，而严重的患者还常以赌博缓解负性情绪、因赌博而债台高筑等情况。现已发表的病理性赌博患病率在世界各地有很大差异。网络赌博的人更容易成为病理性赌博患者，风险比非网络赌博的人高1.5～3.2倍。

网络成瘾又称为问题性网络使用、虚拟现实成瘾等，特征为渴求上网、过度上网以及难以自控的专注于网络，并导致社会功能受损及内心痛苦。2012—2013年，亚洲青少年危险行为调查项目组筛查比较了6个亚洲国家的青少年网络成瘾患病率，结果表明，青少年网络成瘾率从1%至5%不等。中国的一项研究发现，中国各省之间的互联网成瘾患病率从2.4%至6.4%不等。

其他行为成瘾包括购物成瘾、食物成瘾、吸烟成瘾、性成瘾乃至锻炼成瘾等。我国网络购物规模快速扩大，成为购物成瘾的重要表现。食物成瘾在神经性贪食症患者中的发生率很高。同时大学生人群卷入成瘾行为和健康问题的风险不容忽视。

二、影响成瘾性疾病的社会因素

（一）社会人口学因素

在社会人口学因素中，最值得关注的是社会经济地位与成瘾的关系。社会经济地位由受教育程度、职业状况、收入水平等方面组成。研究显示，社会经济地位与烟酒滥用和药物成瘾等行为之间存在着一个明显的社会经济地位梯度曲线。该梯度曲线的一般规律是，社会经济地位越低的群体，物质滥用与成瘾行为的发生率越高。而童年期社会经济经历、基础医疗与更高层次医疗的可获得性又是影响社会经济地位梯度曲线的潜在因素。相对较低的社会经济地位还可明显影响个体的应激反应，影响神经内分泌活动和心血管活动，延长个体从急性应激事件中恢复的过程，增加个体发生危险性物质使用的风险。此外，流行病学调查资料显示，其他负性社会人口学因素，如未婚、分居、离异或寡居等婚姻状态也可能与成瘾的风险性有关。

（二）生活应激暴露

在生活应激暴露方面，最值得关注的是童年负性经历与成瘾的关系。目前普遍认为，童年负性经历是个体发生物质滥用与成瘾、人格障碍、心境障碍、焦虑障碍等的重要危险因素。遭遇过童年期创伤的个体较未遭遇过童年期创伤的个体更倾向于使用成瘾性药物和酒精，而在童年期创伤中，童年期性虐待、躯体虐待和情感虐待更是个体以后发生药物依赖的危险性因素。除童年期创伤外，其他童年期负性经历，如家境贫困、家庭冲突频繁、目睹家庭暴力等也可增加成年后物质滥用的患病风险。另一些研究显示，成年后的创伤性经历可能也是物质滥用的风险因素。成年后其他的一系列急性生活事件，如失业、失恋、离异、亲人死亡等也可能增加物质滥用和成瘾行为的发生。而个体的问题处理能力、关系协调能力（如同事、配偶关系，工作、家庭关系）、情绪控制能力以及获得家庭、朋友、社会和医疗上的支持则是减少物质滥用、降低成瘾发生率的保护性因素。

（三）社会支持

在社会因素中，社会支持是降低成瘾风险性的重要保护性因素。社会支持与较低水平的交感神经活动、较低水平的应激性激素分泌和较好的免疫监视功能有关。社会支持还对急性生理应激反应起缓冲作用。因此，社会支持可能通过降低皮质醇的基础水平和应激反应程度来减低个体物质成瘾的风险性。社会调查也发现，社会支持对个体的成瘾行为具有缓冲作用，并与健康的生活方式密切相关。缺乏社会联系，或者说是孤独状态，是对身心健康有显著不良影响的不利社会因素。另外，成瘾性物质的可获得性、群体亚文化对使用成瘾性物质的赞许性评价、家庭成员使用成瘾性物质与同伴压力等也是促使物质滥用或成瘾的社会性因素。

三、成瘾性疾病防控的社会卫生策略

童年负性经历、社会经济地位、社会支持作用是成瘾性疾病的重要影响因素。提示针对物质成瘾问题要进行早期预防性干预：在社会人口整体层面上要进行一般性干预，保护少年儿童群体，减少、避免其经历来自家庭、学校和社会的负性伤害；对问题家庭要及早进行选择性干预，预先阻止家庭成员（如父母）对儿童的虐待和忽视，尽可能给问题家庭的少年儿童创造良好的成长环境；而已经遭遇或正在遭遇严重虐待或其他负性经历的少年儿童则是成年早期发生物质滥用或成瘾的高危个体，针对这些少年儿童要进行积极干预，如为这些少年儿童及其家庭提供社会支持、亲子互动训练和应对技能训练等。除此之外，要健全社会公平机制，为弱势群体提供公平的受教育和职业发展空间，减轻职业压力，促进社会和谐和个体的自我和谐感，减少社会各阶层尤其是弱势群体所遭遇的生活应激暴露。要健全社会保障机制，加强社会支持体系。社会工作者还要向社会大众普及心理知识，提高社会个体对负性情绪的自我认知和自我调节能力，对负性情绪要尽可能做到早发现、早干预。

第四节　性传播疾病

性传播疾病（sexually transmitted disease，STD）是一组古老而且流行广泛、传播迅速的疾病。世界卫生组织对 STD 的定义为：以性行为接触或类似性行为接触为主要传播途径的、可引起泌尿生殖器官及附属淋巴系统病变的一类疾病，也可导致全身主要器官病变。艾滋病是

一种重要的性传播疾病，已经在全球广泛蔓延。注射吸毒时共用针具、不安全的性行为、输入未经检测的源自高危人群的血液和血液制品以及母婴传播是艾滋病的主要传播途径。性传播疾病的流行严重危害了人类发展，其所致的大量并发症亦给社会带来了沉重的疾病负担，对人体健康危害严重，给社会和家庭带来沉重的经济负担，现已成为重要的公共卫生问题。

由于许多性传播疾病感染后没有明显的临床症状（如70%以上的女性感染沙眼衣原体后没有症状），容易造成治疗延误并导致严重的并发症，如盆腔炎、异位妊娠和不孕症等；加之无症状者还是一种容易被忽视的传染源，导致STD更广泛的传播和流行，对社会造成危害，因此，WHO推荐以性传播性感染（sexually transmitted infection，STI）代替STD，表示所有与性行为或性活动相关的感染，包括有临床症状的疾病和无症状感染。

一、性传播疾病流行情况

由于以病例报告为主的被动监测系统所得数据的漏报严重、STD本身存在大量的无症状感染，以及社会舆论对STD患者的压力所造成的心理畏惧都使得STD的确切流行情况难以被掌握。但根据各国监测统计数据，仍然可以发现STD在全球尤其是发展中国家流行态势严峻。WHO估计，全球每天新发生STD病例数大约为100万例。

性病在新中国成立前流行猖獗，以梅毒和淋病为主。新中国成立后，党和政府十分重视性病的防治工作，采取了一系列措施，使性病发病率迅速下降。1964年，我国正式宣布基本消灭了性病。遗憾的是，20世纪70年代末，STD在我国又死灰复燃，1997年再次报告新发性病病例，之后STD疫情连年上升，发病地区不断扩大，发病人数日益增多，疫情从沿海向内地、城市向农村、社会向家庭蔓延。到2000年底，全国STD疫情一直呈上升趋势。从2001年开始，我国STD疫情出现了下降趋势。WHO估计全球由于存在严重的漏查和漏报，STD报告的病例数仅为实际发病数的20%～25%。而我国医院STD的漏报情况可能更为严重，因此我国性病流行形势仍十分严峻。

二、影响性传播疾病的社会因素

（一）人口流动

因经济迅速发展所产生的城市化加快了人口流动。我国每年有近两亿流动人口集中于人口密集地区，而且这些人多为性活跃人群。人口的高度集中和大量迁徙、流动，在STD的传播中具有重要的影响。

（二）性观念与性行为

性禁锢观念和性放纵观念对STD的传播都有重要的影响。性禁锢不仅导致性无知，导致对人性的摧残，而且会阻碍人们获得必要的、正确的性知识和STD防治知识，导致对STD的严重社会歧视，这种歧视使得很多人得了STD之后羞于到医院就诊，导致诊疗延迟以及STD的进一步传播。

性放纵是性禁锢的反面，性放纵者主张完全的性自由，在行为上表现为随意地进行性行为。性行为的放纵是严重危害健康的STD流行的主要根源。无论对同性性行为还是异性性行为者，在同一时期内与多个性伴发生性关系，都是HIV感染的高危因素，性伴的数量是估测HIV潜在流行状况的重要指标之一。

经济发展与社会资源分配、人口素养和健康知识发展间的不平衡为商业性行为的存在和蔓延提供了基础。性交易现象屡禁不止，已成为STD传播的主要社会因素。

（三）医疗条件

在很多发展中国家，STD 患者因为医疗条件的限制而得不到及时的诊断和治疗。例如，在农村地区，由于基层医务人员技术水平的限制，不能正确诊断和治疗 STD，而到具有诊断和治疗技术的大医院则路途遥远，费用昂贵。与此同时，很多地方存在打着治疗 STD 招牌的"游医"，导致对很多 STD 的误诊误治，对 STD 的传播产生了不良的影响。

三、性传播疾病防控的社会卫生策略

1. 政府组织领导，部门各负其责，全社会共同参与，实行综合防治。积极推进依法防治，制定我国预防和控制 STD 的规划及行动计划，制定 STD 防治技术和防治工作规范。我国已经颁发了《艾滋病防治条例》和《性病防治管理办法》等法律法规，对于 STD 防治具有重要的促进作用。

2. 倡导健康的性观念和安全的性行为，STD 主要与性行为有关，因此倡导健康的性观念和安全的性行为是 STD 防控的关键措施。所谓健康的性观念，既不是对性的禁锢，也不是对性的放纵。安全的性行为应遵循以下 4 个基本条件：①对自己的性欲望，既不过分压制，也不过度地追求满足；②对性行为所造成的后果，要有充分的心理准备，在不能承担相应的社会责任时，对性行为要采取谨慎克制的态度；③个体的性行为要符合社会法律和道德规范；④健康的性行为必须以正确的性卫生知识为基础，要防止疾病的产生和传播。

3. 广泛、持久地开展性教育和 STD 防治健康教育，普及 STD 防治和性健康知识，提高人们自我保健能力，改变不良行为。鼓励 STD 患者及时到正规医院诊治，减少疾病的传播蔓延。

4. 开展 STD 监测工作，从而全面了解我国性传播疾病的流行趋势、地区分布、人群分布特点及各病种特点，为预防控制工作提供科学依据。

第五节　精神障碍

精神障碍（mental disorder）是指在各种生物、心理、社会环境等不良因素的影响下，大脑功能失调，导致人的认知、情感和意志行为等精神活动出现不同程度的障碍。精神障碍可对健康造成危害，并影响整个社会的发展。目前，我国严重精神障碍患病率呈上升趋势，儿童和青少年心理行为问题、老年痴呆和抑郁、药品滥用、自杀和重大灾害后受灾人群心理危机等方面的问题也日益突出。精神卫生现已成为重大的公共卫生问题和突出的社会问题之一。

一、精神障碍流行情况

关于精神障碍的发病率和患病率，因为分类体系诊断标准和研究方法不一致而存在较大的差异。一般估计，精神病性障碍的人群患病率在 1% 左右，其他需要治疗和干预的精神障碍患病率在 5% ～ 15% 之间。我国 4 个省的精神障碍流行病学调查显示，所有精神障碍的一个月患病率为 17.5%，情感障碍、焦虑障碍、物质滥用障碍和精神病性障碍的一个月患病率分别为 6.1%、5.6%、5.9% 和 10%。全球疾病经济负担研究表明，2010 年每 10 万人口精神与行为障碍占全部伤残调整生命年的 7.4%，比 1990 年所占比重增加 5.9%。以伤残损失健康生命年统计，2010 年全球疾病负担排行前 20 的疾病中，精神障碍就有 7 个。

精神障碍的高危人群主要包括儿童、妇女、老年人及受灾人群。

1. 儿童　近十几年来，我国社会经济快速发展，工业化社会中生活方式和价值观念的急剧变化，人口控制政策带来的独生子女问题，学习、就业竞争压力增大等，导致儿童、青少年在成长过程中，时常因不适应学校、家庭及社会环境而遇到一些挫折和困扰，出现儿童行为问

题、大中学生心理卫生问题。青少年吸烟、吸毒、酗酒、少女怀孕的发生率呈上升趋势。随着计算机与互联网的迅速发展，儿童与青少年的网络成瘾问题也日趋严重。

2．妇女　孕产期各种不良心理行为发生率超过 20%。月经期、产后及孕后、绝育与流产、更年期妇女的精神问题值得重点关注。我国的女性自杀问题也是一个亟待解决的突出问题，农村妇女的自杀率更是引起了广泛关注。

3．老年人　随着人口老龄化加剧，老龄问题在社会生活的各个方面日益突出。老年期精神疾病，如老年痴呆、老年抑郁等的防治不仅是一个医学问题，而且是一个社会问题。老年精神疾病患者的发病率逐渐增加，且常伴随其他多种疾病，导致其生理功能下降，严重影响患者的生存质量。

4．受灾人群　各类自然灾害、人为事故、交通意外、暴力事件的受害者，构成了不可忽视的一个巨大群体。灾害不仅直接影响人们的生活，还会引起明显的心理痛苦，严重的可引起急性应激障碍、抑郁障碍、各种焦虑障碍、物质滥用（药物和酒精依赖、成瘾）等，需要进行医疗干预。

二、精神障碍的社会因素

（一）社会文化因素与精神障碍的确定

1．文化信念的影响　所有社会都对正常与异常、健康与疾病有一套范围广泛的社会规范，这是由人们共同拥有的文化信念所决定的。在不同的文化背景中，这些社会规范并不统一，即使在同一文化背景中，在不同的场合、对不同的人群也不尽一致。因此，对同一行为表现，不同的文化可能会做出完全相反的判断。

2．社会发展的影响　纵观精神病学的发展历史，不难发现精神障碍的界定有一个随社会发展而逐渐增加的过程。总的趋势是被定义的精神障碍种类越来越多，分类越来越细。当然，这个过程反映了精神病学知识的扩展和深入，但无疑也与社会经济发展和人们生活水平的提高密切相关。一般来说，在经济收入水平低、社会发展落后的人群中，一些轻微的情绪和躯体障碍算不上是"疾病现象"；而在生活较为富裕、社会发展水平较高的社会中，则会被认为是需要治疗的疾病表现。

3．医学化的影响　近年来，不断有学者提出医学化的概念，主要是指医学界将原来不属于医学问题的现象纳入医学研究和服务范畴的倾向。这些现象有的是生理性的，如老龄、怀孕、生育等；有的是社会问题或行为问题，如社会隔离、贫穷、失业、有害物质滥用等。在精神学领域，医学化最初是指一些社会和行为问题被当作精神问题来研究。例如自 20 世纪初以来，美国许多犯罪行为被重新定义为精神障碍。近年来，对犯罪行为的生物医学的某些研究，找到犯罪者特别是攻击型犯罪者脑中的某些生物学改变，进一步将一些犯罪行为纳入精神卫生的范畴。更为典型的情况是将自杀、有害物质滥用、性变态和性犯罪行为纳入精神卫生的范围。

（二）社会结构因素与精神障碍的分布

社会结构是指社会整体的构成要素以及它们之间相对稳定的关系。大量的研究表明，不同的社会结构群体（如不同的社会阶层、种族、婚姻状况、文化程度等）中精神障碍的分布是不同的。其中关于精神障碍与社会阶层和婚姻状况关系的研究结果是一致的。一般来说，对于社会劣势的群体（如低社会阶层），精神障碍患病率较高，而处于社会优势的群体（如高社会阶层），精神障碍患病率较低。尽管在个别精神障碍的分布方面存在相反的表现。

对社会各群体之间精神障碍分布不同的原因，目前倾向于用多元的理论来进行阐释。主要有以下方面：

1．不同群体应激的耐受性，或者说对应激致病的易感性存在差异　影响耐受性或易感性的因素主要有生活经历、躯体和心理素质、应对方式、经济状况和社会支持等方面。其中社会支持受到了特别的重视。

2．社会分层与社会流动的影响　例如，在解释社会阶层与精神障碍的关系时，有学者提出，在较开放的社会中，素质较低的个体总是倾向于向较低的社会阶层流动，而素质较高的个体则倾向于向高社会阶层流动。其结果必然是低阶层群体的精神障碍患病率较高。在婚姻状况方面也可做出类似的解释，即个体素质较差者单身和离婚的概率可能比较大，结果在单身和离婚人群中精神障碍患病率比较高。

3．不同社会结构群体对精神卫生服务的利用不同　一方面，处于劣势的群体对自己的精神健康状况缺乏必要的了解；另一方面，由于受到资源的限制，较少利用或难以利用精神卫生服务，导致失去治疗疾病的机会，使病程迁延。而处于优势的群体其情况则正好相反。

（三）社会动荡与精神障碍

导致社会动荡和社会动乱的主要原因包括：社会经济萧条或经济状况激烈震荡、政治动荡、战争、种族迫害、重大自然灾害（如严重的地震、飓风和大规模的火灾）等。社会动荡导致精神健康损害的机制主要有 3 个方面：

1．原有社会经济文化和心理基础的破坏　比如原有价值观念信仰系统和行为准则被破坏，新的系统短时又难以建立起来，使人们产生一种价值失落感和精神沮丧。原有生活基础遭受破坏，失业导致经济安全感的缺乏，犯罪行为增加导致社会安全感的缺乏；原有社会支持体系遭到破坏，个体应对精神应激的能力下降；原有的卫生保健系统遭到破坏，精神障碍患者不能得到及时有效的治疗。

2．精神应激的增加　如遭遇动乱造成的财产、亲人和人际关系的损失，角色定位困难、人身自由失去保障、痛苦场面等强烈刺激都会导致应激水平的升高。

3．被动移民和难民增加　一般来说，较大规模的社会动乱总是伴随着被动移民和难民的增加。这些移民和难民在新的生活环境中必须面对经济困难、价值观念冲突、语言不同等因素导致的社会隔离、不安全感和适应性焦虑。

（四）文化源性应激

心理社会应激作为精神障碍的病因已得到公认。人类学研究表明，有些文化信仰、价值观和惯例可能增加对个体的刺激数量，由此导致的应激可以看作是文化源性的，主要有以下方面：

1．有些信念可以直接引起应激　例如，相信超自然力量导致的鬼神附体、灵魂出窍，或相信遭到了现实中具有某些特征的人的诅咒或被施以魔法，或相信因为违反某些禁忌而遭到惩罚，都可以导致焦虑、惊恐和抑郁情绪。在有些情况下甚至可以造成受害者在短期内死亡。

2．特殊的文化期望可能导致人们遭受更多的压力　例如，在现代社会中，人们期望男性在事业、社会声望、经济等方面取得更大的成就，在困难和挫折面前更坚强，鼓励或容忍男性更多地进行冒险行为。同时，在女性越来越注重独立和追求成就的今天，仍要求她们保持贤妻良母的传统角色，由此给其带来双重压力。在中国社会中，父母对子女学业和事业成就的期望常常使青少年遭受巨大的压力。

3．某些文化标签带来的应激　现代社会通过制度化的形式为人们贴上各种各样的标签，如各种先进、标兵、英雄、罪犯，在绝大多数情况下这些标签都会给当事人带来压力。消极的歧视性的标签如此，某些积极的赞扬性标签也不例外。在一个标签使用泛滥的团体中，缺乏必要的标签也会造成归属感的危机，因而造成巨大的压力。

（五）对精神障碍患者的歧视

不论在东方还是西方环境中，都有相当一部分人对精神障碍患者持歧视的态度。研究表明，男性和文化程度较低者对精神障碍患者的歧视，比女性和文化程度较高者更为强烈。对精神障碍患者的歧视主要表现为：不尊重精神障碍患者的人格，剥夺精神障碍患者的基本权利；将精神障碍裁定为非道德的行为而加以歧视和谴责；对精神障碍患者进行社会隔离。这些社会歧视是导致精神障碍慢性化的一个重要原因。

三、精神障碍防控的社会卫生策略

目前我国正在建设精神障碍的预防和控制体系，重性精神障碍的治疗管理已被列入基本公共卫生范畴，国家精神卫生立法已在 2013 年 5 月开始执行。预防和控制精神障碍是一项系统的社会工程，根据国际经验和我国的实际情况，需要解决的问题主要有以下方面：

1．全面落实精神卫生法提出的要求，加大对精神卫生的投入，切实保护精神障碍患者的权益。

2．精神障碍患者，特别是重性精神障碍患者是弱势人群，需要完善其社会保障制度，发展社会救助机制，为他们的生活提供基本保障。同时，采取有效措施预防精神障碍患者的危险性行为，如暴力、自杀、意外伤害、走失。营造理解和接纳的社会氛围，降低社会歧视，使精神障碍患者有一个较好的社会生活环境。

3．建立和完善精神卫生服务体系，完善医疗保障制度，使精神障碍患者能够接受基本的治疗和康复服务。特别是大力开展社区精神卫生服务，促进精神障碍患者的社区康复。加强精神卫生知识的普及，提高人们的精神健康素养，预防精神障碍的发生，促进全民健康水平的提高。

（刘晓云　沈宇驰）

中英文专业词汇索引

主要参考文献

1．李鲁．社会医学．5版．北京：人民卫生出版社，2018．

2．张拓红．社会医学．2版．北京：北京大学医学出版社，2010．

3．卢祖询．社会医学．2版．北京：科学出版社，2008．

4．龚幼龙，严非．社会医学．3版．上海：复旦大学出版社，2009．

5．陈向明．质的研究方法与社会科学研究．北京：教育科学出版社，2000．

6．Earl Babble．社会研究方法．11版．邱泽奇 译．北京：华夏出版社，2015．

7．中国卫生与健康委员会．2020中国卫生与健康统计年鉴．北京：中国协和医科大学出版社，2020．

8．国家卫生计生委统计信息中心．2013第五次国家卫生服务调查分析报告．北京：中国协和医科大学出版社，2015．

9．朱燕波．生命质量（QOL）测量与评价．北京：人民军医出版社，2010．